몸에 좋은 것만 먹는 여자 vs 건강검진 안 하는 남자

한국인 내 몸 사용 설명서

Korean Health Menual

고령화 시대 내 몸의 유효기간을 늘리는 방법

| 이영호 지음 |

프로방스

쉽게 풀어보는
'한국인, 당신 몸'에 대한 불편한 거짓말

① "나, 이런 사람이에요!"

하지만, 당신은 자기 몸을 모른다. 당신의 머리에 난 머리카락 개수를 모르며, 매일매일 당신의 몸에 세포가 몇 개가 새로 생기며, 몇 개가 사라지는지 모른다. 하다못해, 당신의 몸에서 머리 정수리는 그 위에 스마트폰을 올려두고 진동을 울려도 전혀 깨닫지 못하는 무감각 지역이라는 걸 모르며, 당신의 혈압이 1분 사이에도 최저와 최고 수치 몇을 오가는지 모른다.

② "내가 다 알아서 할게요!"

하지만, 당신은 아무 것도 마음대로 할 수 없다. 아침, 점심, 저녁 식사를 하더라도 각 식사 때 마다 왜 지금 식사를 해야 하는지, 내가 지금 배고픈 이유는 몸의 어느 부분 때문인지 모른다. 오늘 밤에 왜 그 시각에 졸리는

지 모르며, 내일 아침 몇 시에 일어나려고 생각하면서도 진짜 내일 아침에 그 시각에 일어날 수 있는지 확신하지 못한다.

③ "내 몸인데 뭐든지 마음대로 할 수 있어요!"

하지만, 당신은 몸에 대해 스스로 할 수 있는 게 별로 없다. 당신은 이 세상에 오기 전에 어디에 있었는지 기억하지 못하며, 당신이 이 세상을 떠날 때 어디로 갈 것인지 모른다. 이 글을 읽는 순간에도 당신의 상상력은 왜 지금 딱 그 정도만 상상하는지 모르고, 당신의 키가 왜 거기서 멈췄는지 모르며, 당신의 헤어스타일은 언제부터 바뀌기 시작했는지 모른다.

④ "정신력만 강하면 되요! 다 되요!"

하지만, 당신은 정신력이 아무리 강해도 못 하는 게 있다. 당신은 달리기를 할 수 있지만 원하는 기록만큼 빨리 달릴 수 없으며, 맘껏 식사를 할 수 있어도 음식을 남길 수밖에 없을 때가 반드시 온다. 잠을 오래 자고 싶어도 더 이상 잠이 안 와서 일어나야 할 시간이 오며, 오래 걸을 수 있어도 반드시 앉고 싶은 때가 온다. 술을 많이 마실 수 있어도 더 이상 못 마실 때가 오며, 담배를 잘 피우다가도 기침이 심하게 날 때가 있다.

⑤ "내가 내 몸을 모를 거 같아요?"

하지만 당신은 몸에 대해 아무 것도 모른다. 새로 생긴 피가 몸속을 몇 시간 만에 도는지, 왜 그 시간이 필요한지 모르며, 이 글을 읽는 당신의 눈이 글자를 어떻게 인식하고 뇌에 어떤 경로로 전달하는지 모른다. 식사를 하면서도 음식물이 몸속에서 어떻게 이동하고 소화되는지 모르며, 지금 그 대로 생활하다간 당신 몸의 유효기간이 얼마나 남았는지도 모른다.

당신이 남자이건 여자이건 상관없다. 당신 몸을 너무 모른다는 게 문제다.

어느 날 지뿌둥한 당신의 몸을 어깨 두드려가며 '어제 과로해서 그런 거 야'라거나 '요즘 운동도 안 하고, 스트레스를 받아서 이런 거야'하다 보면 당신의 몸 속 이야기를 듣지 못한다. 편두통이 가끔 생겨도 그냥 그러려니 넘어가며, 하루 이틀 불면증에 잠을 못 자도 '이런 적 많았어'라고 생각하 는 게 고작이다.

당신의 몸은 지금 말한다. '바로 지금 즉시 몸속을 챙겨 달라'고 말이 다. 지금 그걸 먹지마라는 소리이기도 하고, 그 자리에서 일어나 밖으로 나가라는 외침이기도 하다. 즉시 병원으로 달려가거나 오늘 당장 입원하 고 위내시경에 대장내시경, CT라도 받지 않으면 곧 MRI 같은 값비싼 의 료장구 사용료에 병원복 입고 오랜 동안 환자가 될 수도 있다는 다급한 부 탁이기도 하다.

당신의 겉모습을 스타일리시 하게 만들던
패션디자이너가 제안하는 몸속 힐링 이야기

[한국인, 내 몸 사용설명서]를 통해 내 몸속의 이야기를 들어보자. 피부에 뽀루지 몇 개 났는데, 이 정도야 요즘 피곤했을 뿐이라고 생각하는 게 전

부가 아니다. 어깨가 뻐근하다면서 이건 요즘 스트레스 많이 받고 일하는 거라며 핑계를 댈 게 아니다. 몸속에서 전하는 이야기에 귀를 기울이자. 새벽부터 밤늦게까지 돈 벌어야 해서 바쁜데, 아플 시간이 없어서 건강하다고 핑계 댈 게 아니다.

아침에 가뿐하게 일어나기 힘들다?
저녁에 쉽게 잠들기 어렵다?
잠을 오래 자도 피곤하고, 매사에 의욕이 없다?
화장이 잘 안 받는다?
무슨 일이건 집중이 잘 안 된다?
채식만 먹어야 건강하다?
하루에 한 끼만 먹어야 건강하다?

겉모습에 빠진 한국인에게, 몸속이 전하는 제대로 된 [한국인, 내 몸 사용설명서]

한국인을 위한
'내 몸 사용설명서'

평소 술 담배를 전혀 하지 않고 정기적으로 골프를 하며 건강하던 남자가 있었다. 항상 보면 표정이 밝고 감기에 걸린 적도 없으며 아픈 데 하나 없이 병원이란 곳을 모르고 지내던 이 남자는 서른 살을 넘기면서 6개월에 한 번씩 정기적으로 건강검진까지 받으며 사업도 열심히 했다. 남자는 나이 40대 중반에 접어들었지만 어디 아픈 곳 하나 없이 건강한 몸으로 심지어 20대의 체력을 유지하는 것으로 진단도 받았다.

그런데, 평소와 다를 바 없던 어느 날 아침, 이 남자가 그만 운명을 달리하고 하늘나라에 갔다. 사랑하는 아내와 자식을 남겨두고 몸이 아파 누운 지 몇 개월 만에 운명을 달리 했다. 왜 그랬을까? 아내의 이야기를 들어보니, 평소 술과 담배를 전혀 하지 않던 이 남자는 건강검진을 받을 때 '간 기능 검사'는 생략했다고 한다. 그런데, 나중에 보니 간 기능에 문제가 생긴 걸 모르고 있다가 몸이 아팠을 때는 더 이상 치료할 수가 없을 정도여서 그만 세상을 떠나게 된 일이었다.

또 다른 분의 이야기다. 유명 브랜드 의류를 수입해서 한국에 유통하던 남자가 있었다. 이제 나이 30대에 접어들면서 결혼도 하고 사업도 잘돼서 6개월 만에 수십억 원을 벌고 회사 규모도 점차 늘려가는 중이었다. 결혼한 지 얼마 안 되어 아직 아이는 없었지만 부부 간에 사랑도 깊어서 미래에 대한 꿈을 계획하던 상황이었다.

그런데 하루는 남자가 일을 마치고 아내와 함께 처갓집에 갔다. 처가 식구 생일이라서 식사를 마친 남자는 아내와 장모에게 잠깐만 눈 좀 붙이고 일어나겠다고 말하고 처갓집 거실에 있는 소파에 누웠다. 어제 일이 많아서 야근하느라 쉬지도 못했던 남자는 곧 잠이 들었는데, 그 이후로 남자는 사랑하는 아내의 얼굴을 더 이상 볼 수 없었다. 이제 갓 서른 살이 된 남자의 사인은 피로누적에 따른 급성심장질환이었다.

필자가 아는 위 사례 외에도 너무도 많은 사람들이 몸속 이야기에 귀를 기울이지 않아서 세상을 떠나는 경우가 많다. 빨리 성공해야한다는 조급증과 돈을 벌어야 한다는 강박관념에 사로잡혀버린 나머지 내 몸이 전하는 구급신호를 무시한 채 살아가는 사람들이 너무 많다. 목이 뻐근하고 눈이 침침해져도 '조금 지나면 괜찮겠지?'라며 스스로 진단하고 치료하고 살아가기를 혼자 반복한다. 자기 몸에 대한 지나친 자만이다.

교통신호 준수하고, 나쁜 음식 안 먹고, 스트레스를 덜 받으려고만 할 뿐, 자기 몸이 말하는 다급한 SOS 신호를 무시한다. 마치 내 몸은 내가 가장 잘 안다며 어떤 병이든지 정신력으로 몸을 치료할 수 있다고 믿는다.

내가 아픈데 없다고 생각하면 진짜 내 몸이 안 아프다고 생각하는 것과 같다. 하지만, 과연 그런가?

그래서 [한국인, 내 몸 사용설명서]는 자기 몸을 건강하게 유지하며 몸속을 관리하는 방법에 대해 이야기한다.

몸에 좋은 음식을 챙겨가며 먹는 여자와 다이어트를 위해 무조건 식사를 거르고 하루에 한 끼만 하겠다고 생각하는 여자들도 물론이고, 매일 반복되는 야근에 잦은 회식, 거래처와의 술자리와 골프 모임 같이 자기 시간이 거의 없는 남자들에게 전하는 이야기다. 그뿐 아니다. 건강하려면 등산만 정기적으로 다녀도 된다며 매주 주말이면 산을 찾는 사람들을 위해 일상생활에서 실천하는 실용적인 건강관리 방법 안내서이기도 하다.

이 책의 저자는 세계에서 활동하는 패션디자이너로써 다양한 국가의 사람들 겉모습을 리서치하고 개성 넘치는 스타일링을 위한 디자인을 선보이던 중, 사람들의 몸속 이야기에 관심을 가졌다. 세상에서 아름답지 않은 사람은 없는데 그 아름다움의 조건은 건강했을 때 가장 가치 있게 빛난다는 걸 알게 된 이후 사람들의 건강한 생활 습관에 대한 라이프스타일을 정리하면서부터다.

패션디자이너는 디자인을 배우면서 사람의 체형을 공부하는데, [데생]을 통해 얼굴 등의 각 신체 비율을 감각적으로 익히고, [크로키]를 통해 몸의 움직임과 활동성에 대해 곡선으로 이해하는 과정을 거친다. 또한, [세밀화]를 통해 피부타입과 신체 근육의 역동성을 옷감에 표현하도록 연습하며, [컬러링]을 통해 평면 위의 선을 이어 입체감을 표현하고 감성을 그려내기도 한다.

바로 이런 과정을 거쳐 하나의 디자인이 완성되고 상품으로 세상에 선
보이게 되는 것으로, 최종적으로 사람들이 선택하면서 그 사람들의 스타
일과 개성을 표현해주게 되는데, 이 때 디자인과 스타일링이 사람들에게
어울리고 빛이 나기 위해서는 사람들이 건강한 상태, 즉 몸속이 건강해서
겉으로 비춰지는 느낌조차도 주위 다른 사람들에게 기분 좋은 느낌을 전
해주는 게 필요하기 때문이다.

　　[한국인, 내 몸 사용설명서]에는 몸속에서 뇌와 심장, 혈액과 혈관, 소
화기관, 근육과 신경, 뼈 조직은 물론, 몸속 각 부분에 대한 한국인의 몸을
위한 관리방법이 있다. 몸에 이상이 있을 때 나타나는 증세와 일상생활에
서 가능한 대처법은 물론이고, 남녀노소 막론하고 누구나 손쉽게 건강을
지키는데 도움 되는 생활 속 건강지침까지 담았다.

　　이를 통해, 등산을 가지 않고도 평소 생활에서 등산을 간 것과 같은 효
과를 누리는 방법을 배울 수 있을 것이며, 궁극적으로는 몸속이 건강한
사람이 겉모습도 아름답다는 진정한 패션 스타일링의 가치를 전해줄 것
이다.

BODY 7 소화기관의 스트레스

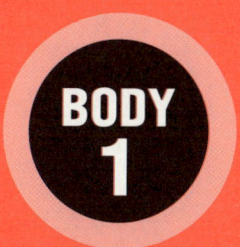

Korean Health Menual

한국인,
내 몸에 대해
제대로
알아두기

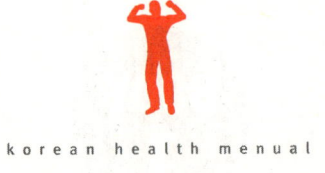

도대체 건강검진은
왜 필요하지?

우리는 몸에 대해 얼마나 알고 있을까?
건강하다고 자신만만 말할 수 있을까?

겉으로 보기에 건강하던 사람이 어느 순간 운명을 달리했다는 이야기를 들은 사람이라면 자기 건강에 대해 한 번이라도 걱정해본 적이 있다. 하지만, 이내 곧 난 괜찮을 거야라며 애써 무시하며 잊고야 만다. 건강해서 잊는 게 아니라 건강해달라는 기대를 스스로에게 강요하며 잊는다. 오는 건 순서가 있지만 가는 건 순서가 없다는 이야기를 기억하기도 한다. 건강은 건강할 때 지켜야한다고 생각하고 운동도 열심히 해야겠다고 계획한다. 하지만 그것도 잠시뿐, 퇴근 후에 식사를 마치고 소파에 앉는 순간 오늘 있던 일은 다 잊는다.

도대체 건강검진은 왜 해야 하는지, 그건 다 병원 돈 벌게 해주는 짓이라는 사람들 이야기다. 검진 안 해도 이렇게 건강하기만 한데, 건강검진은 다 약해빠진 사람들의 자기 위안이라고 말하던 사람이 있다.

어느 가정 풍경이다. 퇴근 후에 거실에서 TV를 보는 남편에게 아내가 옆에 앉는다. 남편의 눈치를 살피며 이야기를 꺼낼까 말까하던 아내는 남편이 TV를 보며 폭소를 터뜨리자 그 순간을 놓치지 않고 입을 연다.

"당신 생명보험 들려고 하는데."

이 순간 남편은 인상을 굳히며 아내에게 짜증을 낸다.

"무슨 소리야? 나 빨리 죽으면 보험금 타려고 그래? 아쉽겠지만 나 아직도 건강해!"

생명보험 들자는 아내의 말에 짜증을 낸 남편은 안방에 들어와서 거울을 본다. 하지만 거울을 통해 비춰지는 자기 모습을 보면서 머릿속이 복잡하다. 생명보험 들자는 아내 말에 다짜고짜 말해주길 그런 말 하는 게 다 스트레스 주는 거라며 나를 가만히 두는 게 건강 지켜주는 거란 소리까지 했던 자신이 미안해진다.

'나도 많이 늙었네. 흰머리도 많이 보이고. 내가 건강검진 받은 게 언제지?'

평소에 건강을 걱정하긴 하지만 남자는 건강검진 받는 게 무섭다. 건강검진 안 받으면 아무 걱정 안 하고 잘 살 텐데, 괜히 건강검진 받아서 나쁜 병이라도 있는 걸 알면 어떻게 하나 그게 가장 큰 고민이다. 남자의 기억 속에 '건강검진'이란 의사나 간호사를 만나는 장면이 전부였는데, 다시 생각해보면 건강검진이라고도 할 수 없을 정도였다.

남자가 군대에 있을 때 헌혈을 할 기회가 있어도 감기약 먹는다는 이유로 애써 피하던 기억이 있고, 예방주사 맞는다며 자기 팔에 바늘을 꼽는 것도 몸이 움츠러드는 건 물론이며 무슨 혈액형인지 피 검사한다고 손가락에 바늘 찔러보는 것도 내키지 않던 기억이 났다. 남자는 괜히 생명보험 이야기를 꺼낸 아내에게 야속한 기분마저 들었다. 그냥 TV라도 편하게 보게 내버려두면 그게 건강하다는 건데 이렇게 스트레스를 주면서까지 생명보험 이야기를 꺼내다니 남자 마음도 몰라주는 아내에게 짜증도 났다.

"여자란 남자 마음을 진짜 몰라."

남자는 아내의 말이 사실 틀린 게 아니란 건 안다. 생명보험을 들어 놓으면 혹시라도 생길지 모르는 사고에 대비할 수 있으며 가족들의 생계도 도움되리란 걸 모르는 게 아니다. 하지만, 남자들 대부분은 아내가 생명보험 들자는 이야기를 꺼내면 자존심부터 상한다, 그래서 화를 내거나 화 비슷한 짜증을 내는 남자들이 대부분이다.

남편은 아내가 보기에 자기가 건강하지 않은 것 같아서 그런 것인지, 아니면, 약한 남편일까 봐 미리 대비해두려는 건지 모르지만 어쨌든 남자로서 자존심이 상하는 건 어쩔 수 없었다.

도대체 건강검진이란 거, 누가 만들었을까? 남편은 건강검진의 종류에 대해 알아보려고 인터넷을 켜고 컴퓨터 앞에 앉았다. 아내 몰래 건강검사를 받아서 당당하게 '나 이런 남자야'라고 결과표를 보여줄 계획을 세웠다.

종합건강검사는 문진과 진찰로 나뉘는데 장비를 이용하는 안과 검사, 동맥경화 검사, 체성분 검사, 소변검사, 청력 검사, 흉부질환, 심전도 검사

등이 있고, 혈액검사를 통해 빈혈, 염증반응, 심장 기능, 간 기능, 고지혈증, 당뇨, 신장 기능, HIV와 매독, 전해질, 부갑상선, B형 간염, 췌장 기능, 잠혈, 헬리코박터, 갑상선, 요산, 류머티즘 등을 검사한다.

종양 표지를 이용한 검사로 간암, 대장암, 췌장암, 전립선암, 난소암을 검진하며, 초음파 검사를 통해 윗배와 아랫배, 그리고 유방과 갑상선 검사가 가능하다. 부인과 검사 항목으로는 자궁세포진 검사와 유방 엑스레이 검사가 있으며, 내시경을 통한 위장 검사와 대장 검사가 있고, 스케일링까지 가능한 구강검사가 있다.

종합건강검진은 대략 이런 구성으로 진행되며 비용은 병원과 검진 항목에 차이가 있지만 남자와 여자 모두 30만원이 조금 안 되는 수준이다. 종합건강검진은 각 병원마다 다른 이유가 장비의 차이이며 세부 검사항목의 개수가 금액의 차이가 된다. 가령, 혈액질환 검사를 할 경우를 예로 들면 위 항목 외에도 혈색소, 백혈구 수, 적혈구 수, 혈소판 수, 평균 적혈구 용적 등의 세부항목 검사가 추가 가능하다.

특히, 기본 검진을 통해 이상 소견이 나올 경우 추가로 정밀검진이 필요한 경우가 생기는데 이때 재검진을 하게 되면서, CT촬영을 하게 되거나 MRA 또는 MRI 검사를 할 경우엔 수십만 원에서 수백만 원까지 비용이 올라간다.

이에 따라서, 최근 종합건강검사 추세는 불필요한 검사를 방지하고 특화된 계층에 따라서 세밀한 검사를 하기 위해 특정 계층으로 나누게 되는데, 갱년기 건강검사처럼 연령대에 맞춤식 검사를 하거나, 청소년 검사나 예비부부 검사처럼 특정 검사를 하기도 한다. 신체 기관 별로 검사를 할 경우엔 척추정밀검사, 심장정밀검사, 치매기능검사, 심장 혈관과 뇌혈관 정밀검사를 따로 진행하기도 한다.

· · ·

남편의 머릿속이 더 복잡해졌다. 생명보험을 들겠다는 아내의 말에 자존심이 상해서 아내 모르게 건강검진을 받아 결과를 당당하게 보여주려고 하는데, 건강검사 항목이 무슨 말인지 잘 모르겠고 도대체 사람 몸에 왜 이렇게 병이 많은지 걱정이 더 커졌다.

팔다리 멀쩡하고 정신상태 맑으며 밥 잘 먹고, 똥 잘 싸고, 걷거나 달리기도 이상 없고, 가끔 담배는 피지만 끊으려는 중이고, 술은 혼자 마시지 않으며 직장이나 모임에서 회식할 때만 가끔 마시는 편인데 그것도 요즘엔 줄이려는 중이니까, 병원에 가서 '건강'하다는 증명서 하나만 끊으면 될 거 같은데! 그게 어렵게만 느껴졌다. 의사들이 돈만 벌려고 하진 않을까? 요즘 동네병원들 안 좋다는데 혹시 내 말을 듣지 않고 자기들 마음대로 검사표를 만드는 거 아닐까 하는 걱정도 생겼다. 병도 없는데 괜히 병원에 입원시키려고 병을 만들어주는 건 아닌지 오해도 생겨났다.

남편은 갑자기 드라마가 생각났다. 가족 중에 아빠가 갑자기 병에 걸려 죽는 내용이었다. 아내는 남편이 떠나고 며칠 만에 오래 전 첫 사랑의 남자를 만나 재혼을 하게 된다는 내용으로 기억났다. 아니다. 다른 드라마가 있었다. 남편이 갑자기 병에 걸려서 입원한 뒤에 온갖 치료를 받으며 고생만 하다가 쓸쓸하게 세상을 떠나는 내용이었다. 남편은 자꾸 걱정만 크게 되면서 가슴 속이 답답했다.

"담배, 담배가 어디 있지?"

담배는 컴퓨터 책상 바로 옆에 재떨이와 같이 놓여 있었다. 저녁 식사 후에 피고 남은 꽁초가 재떨이 안에 보였다. 담뱃불을 빨리 끄기 위해 약간 담아둔 물이 담배꽁초에 스며들면서 흰색이었던 담배필터 부분이 시커멓게 변한 모습이었다. 남편은 담배를 한 개 꺼내 입에 물다가 다시 내려놨다.

"안 돼! 내가 왜? 누구 좋으라고?"

남편은 양손으로 머리카락을 쥐어 잡으며 소리를 질렀다. 남편의 귀에는 주방에서 아내가 설거지 하는 소리가 들렸다. 오늘은 설거지를 내가 해줄걸 그랬나 살짝 미안한 기분이 들었지만 이내 다시 마음을 고쳐먹었다. 아냐, 내 자존심을 건드렸으니 오늘은 아내가 설거지해도 미안하지 않다고 중얼거렸다. 방금 내가 소리친 걸 아내가 들은 것은 아닌지 걱정됐다. 다행이었다. 아내는 남편의 비명을 못들은 듯 했다.

그때였다. 아내가 설거지를 하면서 남편에게 들으라는 듯 혼잣말처럼 하는 소리가 들렸다.

"여보, 자기도 이 아파트 3층에 김 이사님 댁 알지? 거기 남편 되시는 분이 갑자기 돌아가셨는데 생명보험 들어놨던 게 있어서 남은 가족들이 그나마 걱정을 덜었대. 자기도 다시 생각해봐. 나도 하나 들어둘 테니까. 생명보험이 꼭 불필요한 건 아냐."

"됐어! 이제 그만하라고! 나 지금 회사 일 하고 있어. 바쁘니까 말하지 마."

남편은 자기가 뭘 하고 있었는지 아내에게 들킨 것 같아서 서둘러 변명을 했다. 하지만 남편은 방금 찾아본 종합건강검사를 보다가 왠지 모르게 기분이 차분해진 걸 느꼈다. 저렇게 많은 병 중에서 내가 하나라도 안 걸리라는 보장을 할 수 없다는 게 현실로 느껴진 순간이었다.

갑자기 남편은 몇 년 전, 아내를 처음 만나서 사랑을 고백하던 순간이 기억났다. 어렵게 꺼낸 사랑고백에 환하게 웃어주던 아내는 청혼을 받아줬고, 가정을 꾸리면서 신혼 초에 넉넉하지 않은 형편에서도 집을 장만할 수 있을 정도로 알뜰하게 살아준 고마움이 떠올랐다.

남편은 아내에게 해줄 수 있는 고마움에 대한 보답으로 생명보험을 들자는 용감한 결심을 하기로 했다. 까짓 종합건강검진? 받지 뭐! 주사바늘 팔에 한 번 더? 꽂지 뭐! 피 검사? 까짓 한 번 더 하지 뭐! 나를 믿고 결혼해준 아내를 위해서인데 남편으로 내가 뭘 못해? 다 해!

갑자기 용감해진 남편은 마치 전장에 나가는 용감한 군인처럼 눈빛을 장열하게 빛내면서 모니터를 노려봤다. 총 한 방으로 적군 수백 명을 무찌를 수 있는 용사가 된 기세였다. 남편은 자신이 구청에서 민원서류 떼며 출퇴근하던 공익근무요원이란 사실을 잊어버리고, 아내랑 데이트할 때 봤던 영화 속에서 지구 멸망의 날에 자기 아내를 지켜주던 군인이 된 듯했다.

"무슨 생명보험이라고? 도대체 뭘 보증하겠다는 거야? 내 생명을 보장해주겠다는 거야? 아니면, 사망을 보장해준다는 거야? 죽어야 돈을 준다는 거야, 뭐야?"

남편은 아내에게 들은 생명보험에 대해 검색했다. '생명'이란 단어가

왠지 기분 나빠서 꼭 이상하게 죽을 사람만 들어두는 보험 같은 기분이었긴 하지만 그래도 아내가 말한 생명보험이 뭔지 알고 싶었다. 남편의 마음엔 아내를 향한 사랑 하나만으로 어느덧 '죽음'조차 이겨낸 역사적인 로맨스가 가득 채워진 상태였다.

TIP

무료 건강검진

지역의료보험이나 직장의료보험에 가입한 우리나라 국민으로서 만40세 이상이라면 국민건강보험공단을 통해 무료로 받을 수 있는 건강검진 중에 생애전환기 건강진단과 일반건강검진이 있다.

먼저, 만40세와 만66세가 된 사람을 대상으로 하는 생애전환기 건강진단이란 생활습관과 개인별 특성을 파악하여 질병을 예방하고 치료하는데 목적이 있는데, 체형의 비만 상태를 진단하고, 음주와 흡연, 영양 상태, 신체 기능을 진단한다. 특히, 만66세 여성에게는 골다공증을 예방하기 위한 골밀도 검사를 하는 등, 한국인에게 자주 발병하는 다섯 가지 암 검사까지 할 수 있으므로 꼭 이용하도록 하자.

나랏님도 내 몸 아픈 건 어떻게 해줄 수가 없다는 이야기가 있는 것처럼 자기 몸을 자기가 지킨다는 생각으로 정기적인 건강진단에 신경 써야 한다.

생애전환기 건강검진 대상자가 아닌, 만19세 이상 의료보험 가입자 및 만41세 이상 직장 피부양자라면 일반건강검진을 받을 수 있다. 키와 몸무게, 혈압과 시력, 청력은 물론, 복부비만을 진단하기 위한 허리 사이즈를 검진하는데, 이 외에도 흉부방사선 검사, 소변검사, 입 안 검사, 혈액검사를 통해 그 사람의 각종 질환과 미래의 위협 요인을 미리 발견하고 치료한다. 1차 검사를 통해 추가 검진이 필요한 사람은 고혈압 검사와 당뇨 검사를 하고, 66세, 70세, 74세인 경우 인지기능장애 유무를 검사하게 된다.

국민건강보험공단에서 받는 무료검진은 태어난 해가 짝수이면 짝수 해에, 홀수이면 홀수 해에 받게 되며, 매해 공단에서 일 년에 3~4회 정도 대상자들에게 검진안내를 보내준다. 검진안내를 받은 사람은 안내서에 지정된 검진기관에 가서 무료로 건강검진을 받을 수 있다.

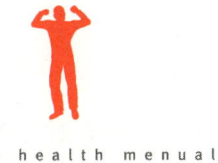

불안을 잠재우는
생명보험

생, 명, 보, 험

남편이 인터넷 검색 창에 '생명보험'이란 단어를 입력한 순간이었다. 갑자기 서재 방문이 열리면서 고무장갑을 낀 아내가 들어왔다. 돌발 상황, 모니터만 바라보던 남편은 방문이 열리는 순간 아내의 시선이 모니터에 꽂히는 걸 느끼면서 거의 동시에 남편은 자동적으로 모니터 전원을 껐다. 마치 청소년 사춘기 시절 엄마가 방문을 열었을 때 자주 하던 행동이 다시 살아난 듯 했다. 짧은 시각이었다. 단 2초나 지났을까?

남편은 이 순간 최대한 아무렇지 않게 돌아서며 아내를 봐야한다는 강박이 생겼다. 아내가 내 눈을 볼 텐데, 아내가 내 얼굴을 볼 텐데 연기력을

23

발휘해야한다는 묘안이 남편 머릿속을 스치듯 지나갔다.

어, 아닌데, 이건 아닌데

내가 왜 이래야 하냐고? 난 아무 잘못 안 했는데

컴퓨터 앞에 앉은 채로 남편은 고개를 아내 쪽으로 돌리지도 못한 채 혼란스러운 머릿속에서 벗어나질 못했다. 아내는 여전히 방문을 연채 문고리를 한 손으로 잡고 다른 손으로 뭔가를 든 상태에서 남편을 보고 있었다.

"여보, 뭐해?"

"응?"

"회사 일 가져왔어? 한참 불러도 못 듣고?"

"아, 그래? 불렀어?"

"집에선 일 안 하기로 했잖아, 바빠 지금?"

"으? 응? 아니, 안 바빠. 왜?"

"그럼, 나 좀 봐. 이거 좀 열어줘. 설거지 하는데 세제통 뚜껑이 안 열려."

휴.

남편은 고개를 돌렸다. 다행이었다. 아내는 남편이 하던 일을 눈치 채지 못했던 게 확실했다. 고개를 돌려 아내를 향한 남편은 여느 때보다도 훨씬 더 자상하고 부드러운 표정을 지어가며 아내에게서 그 고집스런 세제통을 낚아챘다. 그리고, 아내가 미끄러운 고무장갑을 낀 상태에서 열지 못했던 세제통 뚜껑을 단숨에 열었다. 아내는 세제통을 받아들고 주방으로 향했다.

남편은 아내가 주방으로 돌아간 후 서재 방문을 살며시 닫았다. 그리고, 모니터 전원을 다시 켜고 의자에 앉았다.

"어휴, 심장 떨려 죽을 뻔 했네."

심장이 쫄깃해진 순간, 남편은 간이 오그라드는 줄 알았다. 방금 전까지 생명보험은 무슨 보험이냐며 아내에게 짜증을 부렸는데 방안에 들어와 혼자 생명보험을 검색해보는 모습을 들키기라도 했던 날엔 남편의 자존심은 다시 무너지는 것은 물론이고, 그 즉시 회복 불가능한 상태에 빠질 게 뻔했다. 아내에게 두고두고 찌질한 남자란 소리를 들을 수도 있던 위기였다. 컴퓨터 앞으로 의자를 조금 더 끌어당긴 남편은 방문이 잘 닫혔는지 확인하는 것도 잊지 않았다.

남편은 모니터에 나타난 생명보험 관련 검색자료를 살펴보기 시작했다.

생명보험은 글자 그대로 불의의 사고로 생명을 잃었을 때를 대비하는 금융상품이며, 교통사고 같이 본인의 의지와는 상관없는 사고는 물론이고 지진이나 해일 같은 자연 재해, 병으로 인한 사망 시에도 계약자가 정해둔 피보험자에게 보험금을 지급하여 이를 대비할 수 있다는 걸 알았다.

가령, 남편이 생명보험을 가입하면서 피보험자로 보험금 수령인을 아내로 해둔다면 남편이 사망했을 경우, 아내에게 보험금이 지급되어 생계비 등으로 쓰게 할 수 있는 거였다. 불의의 사고와 천재지변 등 미래를 담보할 수 없는 현대사회에서 현대인들에게 누구나 꼭 필요한 금융상품이란 걸 알 수 있었다.

남편은 생명보험 자료를 보면서 어릴 때 친구가 생각났다. 이 이야기는 실화이므로 이름은 가명으로 '고독해'라고 해두자. 중학교 고등학교 시절부터 성실하게 공부만 열심히 파던 친구 고독해는 서울 시내에 좋은 대학을 붙었지만 등록금 문제로 포기하고 장사로 사회생활을 시작한 친구였다.

고독해가 처음 시작한 장사는 만화책대여점이었는데 그 당시엔 '만화방'이라고 부르며 500원에 몇 권, 1,000원에 몇 권식으로 대여해 주고 다시 받거나, 가게 내에서 조금 더 싼 가격에 읽을 수 있게 해주는 장사다.

고독해 나이 스무 살에 시작한 소자본 장사였던 셈인데, 아이들에게도 친절하고 손님들 관리도 잘하던 수완 덕분에 고독해의 만화방 사업은 돈을 꽤 잘 벌었던 걸로 기억했다. 그렇게 만화방 사업을 하면서 군대에 입대한 고독해는 자신이 군대에 있는 동안에도 만화방을 운영할 생각으로 아르바이트생을 고용했고, 아르바이트생을 통해 만화방을 관리하며 몇 년이 채 안 되어 만화방 수는 5개까지 늘어났다.

사실 남편이 기억하는 친구 고독해는 집안 형편상 대학에 갈 상황은 아니었고, 고등학교를 졸업할 당시에는 먼저 돈을 벌어서 나중에 대학에 가겠다는 계획이었는데 예상 외로 장사가 잘 되면서 오히려 대학을 갈 생각을 하는 대신 돈을 더 모아서 큰 사업을 할 생각을 가지게 되었다.

그리고, 고독해는 가정을 빨리 꾸리는 게 돈을 모으는 거라 여기고 결혼도 빨리 해서 아르바이트생으로 고용했던 여학생과 부부가 되었고, 고독해처럼 성실하기만 한 아르바이트생 역시 알뜰하게 돈을 모았는데, 아침저녁으로 식사도 직접 해먹으며 돈을 절약하고 열심히 일하던 소문난 짠돌이 고독해 부부는 서른 살이 되면서 꽤 큰 평수의 집을 두 채나 사두

게 되는 부자가 되었다.

그렇게, 고독해 부부의 행복 이야기가 이어지는 듯 했다.

남편이 고독해 친구를 부러워하고, 내심 자랑스러워했던 시기이기도 했다. 대학 다닌 친구들은 서른 살이 넘어서도 여전히 결혼도 안 한 상태로 직장생활에 치이며 살고 있는데 친구 중에 고등학교 졸업하고 사회생활을 먼저 시작한 친구는 아내도 얻고 집도 여러 채 사두는 등 친구들 사이에서 성공한 사람이었기 때문이었다.

그런데, 문제가 생겼다. 평소에 장사에 바쁜 시각이면 굶기를 밥 먹 듯 하며 끼니를 거르던 고독해가 그날따라 배가 쓰리고 속이 더부룩해서 소화제라도 사먹을 생각으로 근처 약국에 들른 날이었다.

"소화제 ○○○ 주세요."

"또 오셨네요? 몇 개 드릴까요?"

평소에 약국에 자주 들르던 고독해를 알고 있던 약사는 이날도 소화제를 준비해주며 꺼내고 있었는데, 고독해는 약사에게 다른 걸 줘보라고 말했다.

"참, 평소 먹던 거 말고, 다른 거 줘 보세요. 그건 요즘엔 잘 안 듣더라고요."

"네, 증세가 어떠신데요?"

"배가 빵빵하게 부른 상태이면서요, 배가 아플 때도 있어요. 전보다는 변도 가늘어진 것 같고요, 밥을 제 때 못 먹어서 그런지 기운 없고 지치고, 아참, 가끔 구역질도 나던데요. 아무 것도 안 먹었는데."

고독해의 이야기를 듣던 약사는 방금 전까지 미소를 띤 얼굴에서 갑자기 안색이 굳어졌다. 소화제를 꺼내던 행동을 멈추고 고독해를 바라보던 약사가 말했다.

"빨리 병원에 가보시는 게 좋겠어요. 대장내시경을 꼭 해보세요."

"네? 대장내시경이요? 왜요?"

"우선 빨리 병원에 가셔서 대장내시경 해보세요. 아무 걱정하진 마시고, 건강검진 받는다 생각하시고요."

"네."

• • •

그로부터 며칠 후.

따르릉.

남편은 고독해의 아내로부터 걸려온 전화를 받았다. 회사에서 점심시간에 식사를 마치고 휴게실에 있던 남편은 고독해의 전화번호를 확인하고 전화를 받았다.

"야, 임마! 형님 보고 싶어서 전화 했나?"

"여보세요? 안녕하세요, 저 고독해씨 집사람 되는 사람입니다."

"아, 오랜만이세요. 친구 녀석인 줄 알고요, 죄송합니다. 고독해는 어디 갔나요?"

고독해의 전화로 남편에게 전화를 건 고독해의 아내는 기운 없는 목소리로 말해주길 고독해가 지금 병원에 있는데 남편을 보고 싶어 한다는 말이었다.

"왜요? 무슨 일 있나요? 그 녀석 아픈 애가 아닌데."

평소와 다르게 기운 없는 고독해의 아내로부터 전화를 받고 그 날 저녁 문안하러 찾아간 병원에서 남편은 친구 고독해가 대장암에 걸렸다는 사실을 듣게 되고, 그 당시로선 치료가 불가능한 말기 상태라는 걸 알았다.

그게 끝이 아니었다.

고독해를 간병하며 암투병과 재활을 돕던 그의 아내조차 위암 진단을 받고 부부가 같이 암투병을 하게 된 말도 안 되는 상황이 현실에서 벌어졌다. 남편은 친구들과 같이 돈을 모아서 고독해에게 주며 치료비에 보태라고 하고 미안해하며 돈을 받는 고독해에게 병이 다 나아서 천천히 돈을 갚으라고 했던 모습도 기억났다.

하지만 고독해 부부의 상태는 나아지지 않았다. 결국, 부부가 오랜 시간 아껴가며 모았던 돈으로 구입한 집 세 채가 다시 팔렸으며, 그 돈을 병원비에 쏟아 부었지만 태부족한 상황이었다. 다시 빚을 빌려 쓰고 병원비를 대기에 힘들어했던 부부는 결국 암 진단을 받은 얼마 후에 고독해가 먼저 세상을 떠나고 나서 아내도 그 뒤를 따라가고 말았다. 아직도 사회생활을 팔팔하게 할 나이인 30대 중반의 부부에게 닥친 시련치고는 너무 가혹했다.

"생명보험만 들었더라도."

고독해 부부를 병문안하며 남편과 친구들이 자주 들르는 모습을 보던 병원 관계자가 해준 말이 기억났다. 생명보험만 들었더라도 치료비와 수술비 같은 정도는 큰 부담은 아니었을 텐데 젊은 부부가 돈만 버는 게 익숙하고 자기 관리를 하지 않아서 보험을 들어놓은 게 없었다는 게 안타깝다는 말이었다.

생명보험을 검색하다가 떠오른 친구 생각에 갑자기 기분이 가라앉은 남편은 컴퓨터를 끄고 안방에 와서 침대에 누웠다. 그리고, 아내가 아까 해준 생명보험 들자는 이야기가 짜증만 낼 건 아니었다는 미안한 기분이 든 것도 사실이었다.

남편이 안방으로 들어와서 침대에 눕자 설거지를 끝낸 후 안방 화장대 앞에 앉았던 아내가 일어섰다. 하얀 실루엣이 잠자리날개처럼 아내에게서 찰랑거렸다. 어디에선가 향수 향기가 흐르듯 했고, 남편은 아내 어깨를 다독여주고 싶은 기분이 들었다.

그러나, 아내가 고개를 돌려 남편을 바라보는 순간 남편은 어깨를 움찔하며 비명을 질렀다.

"으악!"

하필이면, 아내는 마스크팩을 하던 중이었다. 방금 붙인 모양이었다. 아내의 얼굴은 온데 간 데 없고 핏기 없이 온통 하얀 색 천으로 덮힌 얼굴에 조명을 낮게 드리운 상태에서 고양이 눈 같은 눈빛만 남편을 향해 다가왔다. 아내가 침대에 누웠다. 아내는 얼굴에 붙인 마스크팩이 피부에서 떨어질까 조심하면서 바른 자세로 남편 옆에 누웠다.

"자기?'

"응?"

"아까 야동 봤지?"

"…."

남편은 아내 얼굴만 쳐다보며 아무 말도 할 수 없었다. 마스크팩 사이로 뻥 뚫린 구멍 사이에서 빛나는 아내의 눈은 남편이 저지른 짓(?)을 다 알고 있다는 의기양양했고, 마스크팩 아래에 감춰진 아내의 얼굴도 자신만만한 표정을 숨기진 않았다. 아내의 입가는 '너 제대로 걸렸다!'는 마음을 드러내기라도 하는 듯 보였으며, 남편이 무슨 말을 하던 그 즉시 반박할 증거자료를 담은 미소가 남편의 취약점을 발견한 폭격기가 되어 출동 태세를 갖춘 상태로 보였다.

남편은 아내의 얼굴을 빤히 쳐다보다가 마지못해 입을 열었다.

"실은 말이야."

TIP

생명보험의 불이익

여러 개의 보험에 들면 불이익이 있다거나, 보험 가입 시 질병 경력을 알리지 않으면 보험금 수령 시 불이익이 있다는 식의 우려를 하는 경우가 있다. 자세한 내용은 보험 가입 시 보험약관을 꼼꼼히 들여다보고 계약자에 서명해야하는 게 가장 옳은 방법이지만 현실적으로 보험설계사의 말만 듣고 계약을 하는 게 대부분이라서 보험가입자들은 보험 들고 우려하는 일이 없지 않은 게 사실이다.

그럼, 보험 가입 전의 상황과 가입 후의 상황, 그리고, 보험을 중도에 해지할 경우 그동안 납부했던 보험금을 돌려받지 못하거나 극히 일부만 돌려받는 등 금전적으로 받는 불이익은 진짜 없을까?

미리 보험들어놓기 잘했다며 보험회사에 보험금 청구했는데 기껏 돌아온다는 소리가 약관상 보험금 지급항목에 적용이 되지 않아 보험금을 받을 수 없다고 한다면 그 또한 큰 낭패다. 과연 이 경우 어떻게 해야 할까?

이 경우, 보험가입자는 상법 663조를 눈여겨 볼 필요가 있다. 당사자 간의 특약을 통해 보험계약자 불이익금지의 원칙이 있는 부분인데, 보험약관이나 개별 약정이 보험계약법에 비하여 불이익할 경우 그 범위 내에서 무효가 되는 점이다.

단, 보험 가입자는 보험을 들 때, 보험설계사의 말만 무조건 듣지 말고, 반드시 보험약관을 자세히 들여다보고 자신이 숙독하여 완벽하게 이해가 되었을 때만 보험계약 서명을 하도록 해야 한다는 걸 기억하자. 가령, 보험 가입 전에 반드시 알려야하는 자신의 병을 앓았던 경력이나 가족의 유전병 등, 보험금 지급에 장애가 될 수 있는 내용은 보험가입 전에 미리 확약을 받고 계약하는 게 방법이다.

보험 계약 후에 보험료를 잘 납부하다가 만약 2회 연체할 경우 계약 자체가 해지 될 수 있다. 이럴 땐 당황하지 말고 2년 이내에 연체된 보험료와 이자를 낼 경우 다시 부활시킬 수 있는데, 다만 보험계약 해지로 인해서 해약환급금을 받은 경우라면 불가능하다는 점도 알아두자.

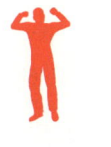

암 보험 든다고
암에 안 걸리나요?

"**봤**다고?"

아내는 눈에 힘을 주며 눈 꼬리를 살짝 치켜뜨면서 남편의 얼굴을 유심히 쳐다봤다. 마치 남편이 방금 전에 본 걸 찾으려는 듯 남편의 눈 속으로 자기 시선을 넣어 곳곳을 헤집으려는 중이었다.

"그게 아니라."

"괜찮아, 나도 알아. 아내 있는 남자들도 다 그런 거 본데. 남자가 건강한 거래."

"어휴. 뭔 여자가 이래? 남편이 대화를 하려는데 분위기 다 깨고."

"근데, 당신 웃겨. 생명보험 들자고 했더니, 혼자 방에 가서 야동이나 보고…, 즐겁냐?"

"에이, 나 몰라. 뭔 얘기를 하려고 해도 못하게 하네."

양팔을 침대에 대고 상체를 일으켜 아내를 바라보던 남편은 아내 옆에 그냥 누워버렸다.

"내 남편, 살아 있네! 아주 상남자네, 상남자야."

"…."

아내는 남편의 말에 귀 기울일 생각은 아예 하지 않는 듯 했다. 아내에게 짜증내고 혼자 방구석에서 아내 몰래 야동을 보고나온 남편이 된 순간이었다. 남편은 모처럼 큰 결심을 했는데 아내가 자꾸 장난을 치자 괜히 자기 혼자 걱정한 건 아닌지, 안 해도 괜찮은 건지 생각했지만 이왕 결심한 이상 이번 기회에 해두는 것도 나쁘지 않겠다는 생각이 들었다.

"내가 생각해 봤는데."

"상상도 했어?"

아내는 여전히 남편 얼굴만 빤히 보며 곧 터질 것 같은 웃음을 억지로 참고 있는 것처럼 보였다. 아내가 남편의 오른 팔을 펴서 베고 누웠다.

"우리 남편, 뭐 상상했을까? 뭐 했을까?"

아내에게 팔을 베 준 남편은 아내 얼굴에 붙은 마스크팩을 이마에서 걷어서 코까지 들어낸 후, 아내의 눈을 보며 말했다.

"우리, 암 보험 들자. 생명보험도 좋고."

"……."

아내는 남편의 말에 대꾸를 하진 않고 남편 손에서 마스크팩을 빼앗아서 자기 얼굴 위로 천천히 다시 덮었다. 남편은 모처럼 큰 결심을 한 자기 마음을 몰라주는 아내가 야속했다.

"이건 왜 떼고 그래? 아깝게. 아직 촉촉한데."

"왜? 남편이 보험 들자니까 이젠 싫어?"

"아니."

"근데, 왜 그래? 나 진짜 큰 결심 한 거야. 보험 들자니까? 보험 들자고!"

잠시 정적이 흘렀다.

남편이 아내에게 친구 고독해 이야기를 해줄 것인지 망설이는데 아내가 마스크팩을 그대로 둔 채 오른쪽으로 돌아누우며 말했다.

"당신, 내 친구 미영이 알지?"

"응."

"아까 오전에 집에 놀러왔었어. 내가 불렀어. 오라고."

"오랜만이네. 그 친구 대학 졸업하고 뭐한데? 무슨 금융회사에 들어갔다며?"

"응. 보험 영업해."

"……."

남편도 아내의 친구 중에 얼굴을 기억하는 '미영'이란 친구였다. 대학 졸업 후에 금융회사에 취업해서 재무설계사도 공부하며 여러 금융상품을 다룬다는 엘리트 여성이었다. 남편은 아내의 머리 아래에 눌린 팔이 저려오는 걸 느끼며 아내 곁에 다시 누웠다. 천정을 바라보며 남편은 아내 몸 뒤로 넘어가서 반대편에 눕는 동시에 오른팔을 자연스럽게 뺄까 생각했다. 남편의 오른손 손가락 끝에 피가 통하지 않는 듯 차가워진 상태로 느꺼졌다.

남편은 물을 먹으러 간다 하고 일어설까 아니면 베개를 다시 잘 베게 해주는 척 하면서 팔을 뺄까 고민하던 중 아내가 말했다.

"미영이한테 아까 보험 들었어. 당신 꺼랑 내 꺼랑. 생명보험, 암보험."

"어? 응?"

"당신이 보험 들자고 할 거 미리 알고 들어놨다고."

"……."

"왜? 싫어? 당신도 지금 보험 들자고 했잖아."

남편은 순간 아내가 무서웠다. 이 여자는 남편 다루는 법을 아는 여자다. 일은 먼저 저질러 놓고 나중에 수습하는 여자, 남편은 아내의 어깨가 높아보였다.

"아, 아니. 잘했어."

"한 달에 큰 부담은 안 들게 했으니까 걱정 마."

"생활비도 빠듯할 텐데, 괜찮겠어?"

"생활비 풍족하게 벌어본 적 있어?"

남편이 할 말이 없어졌다.

"또? 또? 남편 자존심 무너뜨리는 소리 할 거야?"

"우리 남편 뱃살만 줄이면 돼. 운전 줄이고, 운동도 좀 하고."

"뱃살 빼고 운전 대신 걸어 다니라고? 차라리 내가 돈 더 벌어올게."

"그러던가. 참, 근데 말이야."

"응?"

아내가 몸을 일으켰다. 얼굴에서 마스크 팩을 떼어낸 아내는 침대 옆

휴지통에 마스크팩을 버리고 남편을 쳐다봤다. 마침 남편은 아내가 일어서는 틈을 타서 팔을 치우고 차가워진 손가락 끝부터 겨드랑이까지 주무르고 있던 중이었다.

"잘했어. 잘했다니까 왜 그렇게 일어나서 나를 봐. 무서워. 얼른 자."

남편은 앉은 채로 슬그머니 아내의 등을 지나 오른쪽으로 자리를 옮겨 다시 누워 왼팔을 폈다. 아내는 남편의 왼팔을 베고 누웠다.

"그런데."

"응?"

"당신 이번 주에 나랑 병원에 가야 해."

"왜? 누구 아파? 어느 병원?"

"건강검진 받으면 보험료도 조금 싸다고 해서 병원 예약해 놨어."

"……."

"왜? 싫어? 덜 걷고, 뱃살 빼는 것도 천천히 할 수 있잖아? 보험료 적게 낸다는데."

"아, 아... 알았어. 간다 가. 내가 우리 아내 위해서 간다. 콜!"

남편은 일이 점점 커지는 상황임을 그제야 눈치 챘다. 그날 저녁 아내가 '생명보험 들까"라고 말했던 건 '남편의 생각을 물어 보겠다'고 제안한 것이 아니라, '내가 시킨 대로 하라'는 의미였다는 걸 알았다. 남편의 의견 따윈 필요 없으니까 아내가 시키는 대로 하면 잘 산다는 말이 떠올랐고, 그날 저녁 내내 인터넷을 찾고 옛 친구를 떠올리며 회상에 젖었던 자기 자신이 한심해 보였다.

"보험 들면 됐지, 건강검진을 꼭 받아야 해?"

"건강검진표 추가하면 보험료가 싸다니까."

"알았어, 어느 병원인데?"

・ ・ ・

며칠 후.

"자기야, 여기."

병원 로비에서 만난 아내를 남편을 보고 반가운 표정이었다. 쪼르르 달려와서 팔짱을 낀 아내는 남편을 이끌고 종합검진실이란 이름표가 붙은 병실 앞으로 데려갔다. 마치 도살장에 끌려가는 소가 된 기분은 아니더라도 남편은 지금 자기 의지대로 할 수 있는 게 아무 것도 없는 무능력한 사람이 된 기분이었다.

"여기 앉아 봐."

아내는 뭐가 그렇게 신났는지 얼굴엔 여전히 생글생글 미소뿐이었다. 아내를 바라보는 남편은 머릿속으로 저 여자 내가 사랑한다고 따라다니며 결혼해달라고 프로포즈 한 여자가 맞는지 생각 중이었다. 남편에게 이런 고통을 주는 여자인 줄 알았다면 결혼하지 않았을 텐데 후회가 들기도 했다. 여자의 힘이 센 건지, 자기가 힘이 약해진 건지 의문이 들기도 했다.

'여자는 나이가 들수록 남성화가 되는 호르몬이 나온다는데, 혹시?'

'아내 얼굴을 보면 아직 그러기엔 어린 것 같은데, 나이를 속였나? 그것도 아닌데.'

남편 머릿속이 더 복잡해졌다. 하지만 한 가지만은 분명하다고 여겼다.

남편 앞에는 흰 가운을 입은 여자 의사가 앉아서 부드러운 미소를 머금고 바라보고 있었고, 아내는 그 여자 앞에서 자기 남편을 마치 어린아이 주사 맞히러 데려온 엄마가 된 기분을 만끽하고 있다는 것 말이다.

"암 보험 든다고 암에 안 걸리나요? 네? 네?"

의사의 지시로 간호사를 따라갔다가 다시 돌아와서 의사 앞에 앉은 남편이 먼저 입을 열었다. 사실 그도 그랬다. 사실 뭐 보험이란 게 있고 없고를 떠나서 암이란 스트레스나 식습관, 생활습관 등등 딱히 뭐가 원인이라고 할 수 없을 만큼 다양한 게 암인데, 보험 하나 들었다고 안심하라는 건 말이 안 된다고 느끼던 터였다. 그리고, 고백하자면, 방금 전 남편의 퉁명스런 말투도 피검사를 위해 간호사가 남편의 손끝에 바늘을 찔렀다가 새어 나오는 핏방울을 보고 남편은 진짜 아프기도 하고 짜증도 나서 한 말만은 아니었다.

"호호."

의사가 웃었다.

"의사선생님도 보험 드셨어요? 의사면 암보험 같은 건 필요 없는 거 아니에요? 의사는 자기가 다 고칠 텐데 뭐 하러 보험이 필요해요?"

모든 환자에겐 온화한 미소를 보이는 의사였을지라도 그 순간만큼은 남편의 눈엔 흰 가운을 입었지만 착한 남편들 피를 빨아먹는 흡혈귀로 보였고, 그 옆에 선 채 남편의 등을 꼬집으며 '그런 소리 좀 하지 마'라는 메시지를 보내는 아내조차 마음에 들지 않은 상황이었다.

의사가 말했다.

"의사인 저도 보험은 들었어요. 사실 암이란 병은 발병원인이 아직도 정확하게 드러난 게 없는 병이거든요. 가족력이라고 해서 가족 중에 암에 걸렸던 사람이 있으면 다른 가족도 암 발생 위험이 높다는 연구결과가 있긴 하지요, 그 밖에도 염증이나 자외선, 우주선, 화학물질, 바이러스 같은 환경적 요소랑 몸 내적 요소가 뒤섞여 암의 발생 원인이 된다는 정도로만 알려졌어요."

남편은 의사 말을 듣고 '그거 보라며' 하는 표정으로 아내를 쳐다봤다. 의사도 자기에게 암이 생길지 안 생길지 모르는데 자꾸 보험이란 거를 들어 뒀다고만 해서 안심할 거란 아니지 않느냐는 뜻이었다.

남편과 아내를 쳐다보던 의사가 다시 말했다.

"암이란 건 우리 세포 중에서 정상적으로 작동하는 세포가 아니라 돌연변이가 일어나서 무제한 세포증식이 되는 아픈 세포라고 말할 수 있어요. 인체 내에 장기를 타고 다른 장기로 전이가 될 수도 있고요, 돌연변이를 일으킨 세포가 주위 다른 세포로 들어가서 무제한 증식하면서 덩어리처럼 커지는 걸 말하기도 하죠."

"사람 몸의 세포는 엄청 많은데 그들 중에 어떤 세포라도 암이 될 수 있다는 거군요?"

"네."

"그럼, 암에 안 걸리려면 어떻게 해야 해요? 보험 드는 걸로 해결되는 게 아니라고 하면요?"

의사는 남편과 아내 얼굴을 번갈아 쳐다보더니 미소를 머금은 채 앞에 놓인 찻잔에서 녹차 티백을 빼내서 휴지통에 버렸다. 의사를 유심히 보던 아내도 의사를 따라하며 앞에 놓인 찻잔에서 녹차티백을 빼내서 의사가 녹차 티백을 버린 휴지통에 버렸다.

"사실 암은 지난 수십 년 전부터 아직도 많은 의료진들과 과학자들이 해결하려고 노력하는 분야에요. 하지만 명확한 예방책이나 치료법이 나온 건 없지만요. 그나마 많은 연구로 인해 얻은 소득이 있었다면 암에 걸린 원인을 밝혀내는 중이란 건데요, 암 사망자 중에 20%는 흡연 때문인 걸로 나타났고요, 그 외에 비만, 음주, 운동부족, 과일이나 채소 부족, 그리고 성병으로 인한 원인도 있었고, 대기오염이나 거주 환경 오염은 물론, 병원에서도 소독 안 된 의료장비를 사용해서 걸리는 경우도 있었어요."

의사는 남편의 얼굴을 쳐다봤다. 남편은 아직도 궁금증이 안 풀렸는지 입을 살짝 내밀고 아내 곁에서 뾰로통한 표정이었다.

"목욕탕에 가보면 건강에 좋다면서 냉탕과 온탕을 반복해서 들어갔다가 나오는 분들이 있는데요, 그건 사실 의학적으로 완벽하게 입증된 건 아닌데요, 암세포 면에서 보자면 체온 36.5도 보다 낮은 35도에서 가장 많이 늘어나고 39.3도 이상의 온도에선 죽어서 없어지니까 이런 부분에선 어느 정도 효과가 잇을 것이라고 생각은 되요."

"암은 온몸에 다 생길 수 있다는 건가요?"

남편이 의사에게 물었다. 아내는 남편 곁에서 의사 모르게 남편의 옆구리를 툭툭 치는 중이었다. 그냥 듣기나 하지 왜 의사에게 자꾸 뭘 물어보냐는 뜻이었다.

"암세포는 인체에서 심장이나 쓸개, 소장이라고도 부르는 작은창자에는 생기지 않아요."

의사가 얼굴에 미소를 머금은 채 남편을 바라봤다.

"암이란 게 보험을 들어도 안 걸리는 게 아니라면, 평상 시에도 음식이나 운동 같은 걸로 예방에 도움 되는 건 없나요?"

"의학적인 면에서 말씀드리자면 걷기 운동처럼 몸에 열을 내는 운동이 좋아요. 항상 몸을 따뜻하게 유지하는 것도 좋은 방법이고요. 연구 결과에 의하면 비타민 A, C, E가 암 예방에 좋다고 하는데요. 당근이나 사과 같은 과일을 드시는 것도 도움 되겠지요?"

의사의 이야기를 들으며 갑자기 자기 수첩을 꺼내 뭔가를 적기도 하는 아내와 다르게 남편은 아직도 여전히 뭐가 뭔지 모르겠다는 표정이었다.

"암 발생 원인을 가만 들어보니까 다 내가 좋아하는 것들이거나 지금 내 상태인 거 같은데요, 좀 쉽게 정리가 안 될까요? 너무 많아서 이것도 하지 말라, 저것도 하지 말라고 하니까 뭘 해야 할지 모르겠어요."

"네. 모든 암의 발병 원인에 대한 연구 결과 30% 정도가 식습관에 문제가 있다는 결과가 있어요. 특히 대장암 같은 경우는 식습관만 잘 조절해도 예방에 좋지요."

검사를 다 마치고 검진표를 받아든 아내는 남편과 다시 팔짱을 낀 상태로 병원 문을 나서며 말했다.

"그럼, 넌 암적인 존재야 라는 말은 진짜 안 좋은 거네. 안 그래?"

"또 뭐가?"

남편은 병원에서 혈액형 검사를 위해 피를 뺀 손가락 끝 상처를 보고 있던 중이었다.

"남편은 그런 말 들은 적 없어? 왜 그러잖아? 넌 사회의 암적인 존재야! 이런 거."

"넌 드라마를 너무 많이 봤어. 꿈을 자주 꾸거나."

"암적인 존재라는 게 아까 의사 말 들어보면 원인을 모른다는데, 그럼 식습관만 잘 조절해도 예방이 된다고 하고. 암적인 존재라는 그 말도 다른 사람들이 식습관만 잘 조절하면 나타나지 않았을 사람 인거 아닌가?"

"우리 마누라 또 터졌다. 무슨 소린지 하나도 모르겠어. 나 가끔, 아주 가끔 이런 생각 해."

"뭐? 어떤 생각?"

아내랑 팔짱을 끼고 걷던 남편은 걸음을 멈추고 아내 얼굴을 가만히 쳐다보다가 다시 걷기 시작했다. 이번엔 팔짱을 풀고 아내 보다 서너 걸음 앞선 위치였다.

"장모님한테 우리 아내 AS말야, 애프터 서비스 좀 부탁할까 해서. 교환이나 환불은 안 되니까 말이야. 겉에 디자인이 예뻐서 샀는데, 이건 뭐 속에 용량도 엄청 크고 해서."

"거기 안 서?"

아내는 남편을 붙잡기 위해 달리기 시작했다. 방금 전 남편이 아내보다 서너 걸음 앞으로 간 이유는 달리기가 빠른 아내를 피해 달아나기 쉬운 위치를 정하기 위해서였다. 남편을 쫓아가던 아내가 소리를 질렀다.

"그럼, 손해보험이라도 들어!"

남편은 전속력으로 달리면서도 점점 가까워지는 아내와의 거리에 내심 불안한 상태였다. 무슨 여자가 저렇게 달리기를 잘하는지 아까 병원에서 운동 부족에 비만, 흡연, 음주 같은 암 발생 원인을 이야기해주던 의사 말이 떠올랐다. 남편은 암 발생 원인이라며 알려주던 의사에 말에 하나 더

43

추가하고 싶었다.

남편들에겐 '아내의 잔소리'도 암 발생 원인이 되는 거 아니냐고 말이다.

TIP 암보험 금액은 얼마가 적당할까?

국립 암센터가 조사한 암 발생률 조사에 보면 80세에서 84세 사이의 연령대에서 암 발생이 가장 높다는 자료가 있다. 그 이후, 85세를 지나 100세에 이르기까지도 암 발생이 없다는 것은 아니며 고령화 사회에 접어든 시기가 얼마 되지 않았기에 통계자료로 가치를 인정할 만한 조사가 이뤄지지 않은 게 사실인데, 그래서인지 암 보험 중에는 100세 만기 보험이 인기를 끈다.

종류도 많고 치료방법도 무수히 많은 암 질환에 대해 암 보험은 어떻게 들어야 할까? 암 치료비를 보험금으로 받는 보험을 들어야 할까?

가령, 암 치료비용을 조사해보면 대략 2천만 원정도의 금액이 제일 많은데 암 보험을 가입할 때 보험금을 2천만 원 받는 상품으로 들면 될까? 물론, 아니다. 그 이유는 사람이 암에 걸리게 되면 암 치료를 받느라 병원 신세를 지는 동안 경제활동을 못하는 탓에 실제 치료비 외에도 손실이 크다는 게 문제다.

따라서, 간호하는 사람에게 들어가는 간호비용도 추가 부담이 될 수 있으며,

암이 최초로 발생하고 나서 2차 암으로 전이가 되거나, 암 치료 후 재발이 되었을 경우에도 보장해주는 보험 상품을 가입하는 게 좋다. 암 보험상품은 갱신형과 비갱신형 상품이 있는데 여러 조건을 포함할 경우 비갱신형 암보험의 경우 보험료가 비쌀 수 있는 반면, 갱신형 암보험은 처음에 내는 돈이 적더라도 장기적으로는 금액이 높아질 수 있으므로 자신에게 맞는 상품을 골라야하는 게 우선이다.

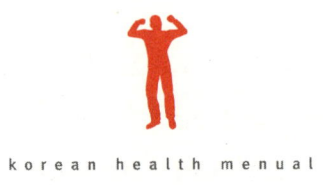

손해보험은
이익인가요?

아내는 역시 빨랐다. 집 앞에 거의 다다를 무렵, 남편은 이미 아내의 손
에 붙잡혔다. 남편은 조근 전까지 뛰면서 생각하던 게 있었다. 아내는 어
리다. 아내는 운동도 한다. 아내는 좋은 것만 먹는다. 아내는 자기 관리를
엄청 한다. 그런데, 남편은 하나도 안 한다.

생각이 여기에 미치자 남편은 다리에 힘이 더 빠졌고, 결국 숨이 차 달
리지 못하게 될 즈음 달리기를 포기하고 걷기 시작했다. 여전히 같은 속도
로, 오히려 점점 빨라지는 속도로 뒤 쫓아 온 아내가 남편의 뒷목을 잡은
건 거의 동시였다.

"거 봐! 도망도 못 가면서 어딜 감히!"

"……."

남편은 뒤 쫓아 온 아내가 자기 몸을 여기저기 꼬집는 순간도 이렇다 할 반항을 하지 못한 채 온몸을 그저 내맡긴 상태였다. 할 말이 없어서가 아니라 너무 숨이 차서 단 한 마디도 꺼내기가 불가능한 상태였다. 여전히 헉헉 거리며 숨을 거칠게 몰아쉬던 남편이 아내에게 물었다.

"손, 손해, 보험? 그게 뭐야? 손에 들어라 그래서 손에 보험이 손해보험 된 거야?"

"자꾸 그런 썰렁한 말 할 거야?"

아내가 남편보다 앞서서 걷기 시작했다.

"건물이나 자동차 같이 손해를 보면 보험금으로 배상받는 보험 있어."

"그래?"

"생명보험하고는 좀 달라. 생명보험은 생명을 보장해주는, 사망 시에 보험금으로 지원하는 보험인데, 손해보험은 자동차보험이나 화재보험, 선박보험, 건물보험 같이 물적 손해에 대해 보상해주거든."

"물적 손해?"

"응, 사람이 아닌 거. 물건들 있잖아, 부서지거나 깨지거나 등등."

"오! 그럼 건강검진 뭐 이런 거 할 필요는 없는 거네? 그래?"

남편은 일단 건강검진을 다시 안 해도 된다는 이야기에 마음이 놓였다. 피검사에 각 종 검사를 받는 모습을 떠올리며 두 번 다시 그 자리에 서긴 싫었다. 지난 번 피검사를 위해 피를 뽑은 손가락에 통증이 기억나는 듯 했다.

"그럼, 손해보험사에서는 암보험이나 이런 건 안 하겠네? 건강검진도 필요 없고? 그럼 들자. 이왕 보험 드는 김에 다 들자, 다 들어."

"아냐, 암보험은 생명보험사에만 있는 건 아니고 암이나 실손의료비 같은 보험도 취급하는 거 있어. 건강보장보험 같은 건 손해보험사에서도 상품이 있지."

"우와! 역시 우리 아내 진짜 똑똑하네? 난 참 이런 거 보면 장가를 잘 간 거야, 그치?"

남편은 아내의 눈치를 살피며 옆에서 걸었다. 아내는 방금 남편을 뒤쫓아 오기 위해 손목에 걸었던 고무밴드를 사용해서 한 갈래로 질끈 묶었던 머리카락을 다시 풀었다. 머리카락에서 풀어낸 고무밴드는 오른손 손목에 다시 꼈다.

"손해보험은 자동차보험 같은 거 알지? 화재보험이라든가 뭐 그런 거. 우리 몸에 당장 피해를 주는 게 아니니까 들까 말까 고민하는 사람도 많은데, 세상이 어떻게 변할 지 모르고 예상치 못한 위험에 대비한다는 게 보험이라고 보면 손해보험도 필요한 걸 미리 들어두는 게 좋겠어."

"그럼, 그럼."

"근데, 남편 자기는 관심 없으니까 내가 알아봤는데, '추천상품'이란 설명이 있는 거 봤어. 이상하지 않아? 손해보험을 추천한데? 이런 손해가 날 게 뻔하니까 미리 추천한다는 건가 뭔가. 헷갈려."

"피로회복은 어떻고?"

"응?"

"피로를 회복시켜준다잖아? 건강한 기력을 되찾아준다는 게 아니라 피로를 회복!"

남편은 아내 얼굴을 곁눈으로 살짝 쳐다봤다. 손에 보험이라고 썰렁하다고 짜증내던 아내는 금방이라도 웃음이 터질 듯한 표정이었다. 아내가 다시 남편을 쳐다봤다.

"10번 정도 농담하면 1번은 웃기네, 나도 왜 내가 웃는지 모르지만."

"알려줘? 우린 천생연분이라 그런 거야."

어느덧 집 앞에 도착한 아내는 현관문을 열고 먼저 들어갔다. 남편이 아내를 뒤따라서 집 안으로 들어섰다. 현관에서 신을 벗은 아내가 슬리퍼로 갈아 신고 거실로 들어가고, 남편은 아내가 벗어둔 신발을 가지런히 모아 두고 자기 신발도 벗어서 아내 신발 곁에 둔 후 거실로 들어갔다. 현관에는 아내와 남편의 신발이 나란히 가지런하게 놓였다.

잠시 후.

"남편! 이리 오세요! 우리 대화합시다."

거실 소파에 앉은 아내가 남편을 불렀다. 남편은 안방에서 침대에 누워 잠을 자려다가 아내가 부르는 소리에 거실로 나왔다. 남편은 모처럼 아내와의 달리기에서 피곤한 기색이었다. 너무 달렸는지 땀이 나서 샤워도 막 마친 상태로 졸음이 쏟아지는 중이었다.

"여자가 남자에게 남편! 남편! 이러니까 좀 이상하지 않아? 그냥 오빠? 아빠? 자기? 여보? 이러면 익숙하고 편할 것 같은데, 어때?"

"아니. 우리 이제부터 남편님, 아내님으로 부르자."

"왜에!"

"남편이나 남편님이라고 부르면 상대방을 더 존중해주는 거 같아. 당신이 나를 아내 또는 아내님으로 불러주면 그것도 좋고."

"남들 안 하는 거 우리가 꼭 먼저 해야 해? 우리가 뭐 선구자야?"

"싫어?"

"아니."

"그럼, 하자. 자, 지금부터 계속 하는 거야. 남편님!"

"……."

"남편님, 얼른."

"무슨 얘기를 하려고요? 나의 사랑하는…… 아내님?"

"아까 보험 이야긴데, 아까 남편이 걱정한 것처럼 의사 진단이 필요한
지 물어봤잖아? 그래서."

남편은 아내 옆에 앉았다.

"보험 가입 시에 의사의 건강진단이 필요한 보험은 그 보험 상품이 일
정한 연령 제한이 있거나 건강상태를 조건으로 할 경우에 필요한 경우야.
그렇지 않으면 무진단보험이라고 해서 상관없는 보험도 있어."

"그럴 수도 있구나. 난 또 보험이라고 하면 무조건 건강검진을 받아야
하는지 알았어."

"그리고, 생존보험이랑 사망보험이란 게 있는데."

"어째, 으스스하다. 그건 안 들어도 될 것 같은데?"

남편은 어깨를 움츠리며 아내 얼굴을 쳐다봤다. 샤워를 찬물에 한 까
닭에서인지 콧물이 나오는 게 감기기운이 있는 것도 같았다.

"아냐, 누구나 필요한 보험 이야기니까. 사망보험은 계약기간 내에 사
망했을 때 지급하는 정기보험이랑 사망하는 시점에 상관없이 지급하는
종신보험이 있는데, 이 두 가지를 혼합한 보험 상품도 있어. 같이 알아둬

야 할 건 생존보험이란 게 있는데 보험계약 만기일까지 생존할 때 지급되는 보험이야."

"살아남아야 보험금을 받는 거네?"

"연금 보험이나 교육보험 이런 걸 말하는 거야."

남편은 소파에 등을 기대고 머리를 뒤로 소파 등 받침 위에 얹었다.

"아내님, 근데 나 지금 너무 피곤해. 운동을 모처럼 너무 심하게 했나봐. 나 보험 들어놨어? 나 이제 잠 좀 자도 될까?"

"알았어. 이 얘기마저 듣고 안방에서 편하게 자. 보험이란 거 진짜 중요한 거야. 미래의 일을 대비하는 거잖아. 위험보장보다는 저축 기능을 강조하는 저축성보험도 있고 위험보장을 하는 보장성 보험도 있으니까 누구나 관심을 가져두는 게 좋겠어. 배당금을 주는 보험도 있고, 피보험자 수가 한 명인지 여러 명인지 구분되는 경우도 있고."

남편은 점점 잠에 곯아떨어지는 듯 했다. 눈을 감은 채 몸을 점점 기울여 아내 쪽으로 기댔다.

"손해보험은?"

"자동차보험이나 화재보험 같은 게 일반적이고, 이 외에 특종보험이라고 해서 책임보험, 상해보험, 여행자보험, 골프보험, 건설공사보험 등 많아. 책임보험에는 자동차 보험 말하는 거 외에도 영업배상책임보험이나 가스사고배상책임보험 같은 것도 있고."

"자동차책임보험은 자동차 소유주가 드는 건데, 그럼 다른 손해보험들은 그런 구분 있어? 누가 드는 거야?"

남편은 어느새 아내의 다리를 베고 누워 잠에 취한 상태로 보였다. 그래도 아내의 대화에서 멀어지지 않으려는 듯 웅얼거리는 목소리였다.

"손해보험은 가계보험이랑 기업보험이 있는데, 개인 생활에 연관된 건 가계보험이고, 손해보험료를 기업에서 지급하는 걸 기업보험이라고 부르기도 해."

아내는 자신의 무릎을 베고 누워 잠이든 남편 얼굴을 사랑스럽게 쳐다봤다. 남편은 마치 엄마 다리를 베고 누워 잠이든 아이처럼 곤히 잠든 상태였다. 아내는 남편이 잠을 깨지 않도록 잠시 그렇게 있기로 했다. 소파 옆에 리모콘을 들고 TV 아래에 놓아둔 오디오를 켰다. 나중에 태교음악으로 사용하려고 준비해둔 클래식이 흘러나왔다.

'아, 맞다. 우리 남편 보약 해준 게 언제지?'

아내는 스마트폰을 들어 남편의 생일을 찾기 시작했다. 양력 9월이니까 음력으로 7~8월쯤 될 것이고 이번 달이 5월이니까 얼마 남지 않았다. 다행이었다. 지난 해 아내 생일엔 남편이 꽃바구니와 케익을 준비해주면서 멋진 기억을 남겨준 게 떠올랐다. 올해엔 남편 생일을 챙겨주면서 보약이라도 한 채 지어주고 싶었다.

"우리 남편 잘 자네? 그래, 당신 아내가 이번 당신 생일엔 보약도 한 채 지어줄게. 고생이 많아."

아내는 잠이 든 남편의 이마에 손을 얹어 머리카락을 쓰다듬어 주며 말했다. 샤워를 마치고 나온 남편의 머리카락에 아직 물기가 남아 있어서 싱그러운 향수 냄새가 흘렀다. 아내는 남편이 회사 일을 열심히 하고 집에 일찍 들어오라고 툭 하면 전화를 하는 자신에게도 지금까지 단 한 번도 짜증을 낸 적이 없다는 걸 기억했다. 내 남편이 된 이 남자만큼은 아내이자

누나로서도 보살펴주고 싶은 모성애가 팍팍 느껴지기 시작했다. 그때였다.

"어린 여자 데리고 사는 게 다 그런 거야, 오빠 멋지지?"

방금 전까지 잠을 자는 줄 알았던 남편이 갑자기 눈을 떴다.

"남편, 안 잤어?"

"잤어."

"근데 어떻게 대답을 해?"

"자는데, 갑자기 보약 얘기가 들려서. 진짜 얘기 나온 김에 나 보험 말고 보약 줘. 보험보다 보약이 필요해."

"우와, 참내."

"보약 이야기는 잠든 남편도 깨우네? 응, 벌떡?"

"칫. 없던 걸로 해."

"왜에!"

"잠들었을 때 한 말이야, 그리고, 생일에 깜짝 선물로 주려고 한 건데 기분 잡쳤어."

남편은 아내 얼굴을 봤다.

"그럼, 안 들은 걸로 해."

"어떻게 그게 가능해? 말도 안 돼."

아내는 소파에서 일어났다. 아내의 무릎을 베고 누웠던 남편도 덩달아 몸을 일으켰다. 남편은 달콤하게 오던 잠기운이 사라졌지만 은근히 아내의 뒷모습을 보면서 상상의 나래에 빠졌다.

'보험 대신 보약이 최고지. 아, 맞다!'

보약 이야기를 하다가 갑자기 뭔가 생각난 남편은 소파에서 일어나 서둘러 서재로 향했다. 서재라고 하기엔 작은 방이지만 나중에 애기 방으로 쓰려고 하던 곳에 우선 책꽂이랑 컴퓨터를 두고 아내랑 같이 공부하던 곳이다. 서재 책상 위에 올려둔 동창회보가 기억났다.

'동창 중에 한의사 한다던 녀석이 있었는데.'

동창회보를 펼치는 남편의 손이 빨라지더니 이내 한 페이지에 멈췄다.

'여기 있구나! 내 보약!'

도저히 감출 수 없는 기분 좋은 표정을 얼굴에 드러낸 남편은 전화를 거는 내내 웃음이 멈추질 않았다. 통화음 신호가 들리고 수화기 저 편에서 굵직한 남자 목소리가 들렸다.

"어, 그래, 복만이냐? 너 요즘도 동창회 총무 하지? 내가 물어볼 게 있어서 그런데."

"응?"

"우리 동창 중에 한의사 한다는 애 있잖아? 그 친구 이름이 뭐지? 아, 맞다! '이 상'."

TIP

손해보험의 범위

손해보험이란 미래에 어느 순간 나한테 생길지도 모르는 사고로 인해 생기는 손해를 보전해주는 보험을 말한다. 예를 들어, 나한테 생길 수 있는 손해란 차 운전을 하다가 다른 사람의 잘못으로 생기는 교통사고 손해일 수도 있고, 장

난치다 생기는 사고, 다른 사람과 싸우다가 피해를 받아 생기는 손해 등, 그 종류는 무수히 많다.

손해보험은 생명보험과 비교해서 의료실비가 있다는 게 다르다. 약값이나 감기 같은 질병에 대해서도 보험금 지급이 이뤄지는 상품이 많다. 사회가 발달할수록 사람에게 어떤 손해가 생길지 모르는 상황에서 미래에 닥칠지 모르는 손해를 대비하여 지금 가입해두는 보험이다.

손해보험을 가입할 때 살펴봐야할 주의사항으로는 보험계약 중에 의료비 특약이 중복되어 있는지 확인해야 하며, 중복된 부분을 빼고 가입해야 보험료가 절약된다. 또한, 똑같은 손해보험이라고 해도 보험회사 별로 보험료가 다르므로 반드시 여러 보험사를 잘 살펴서 나한테 맞는 손해보험 상품을 골라야 한다.

나랏님도 내 몸 아픈 건 어떻게 해줄 수가 없다는 이야기가 있는 것처럼 자기 몸을 자기가 지킨다는 생각으로 정기적인 건강진단에 신경 써야 한다.

생애전환기 건강검진 대상자가 아닌, 만9세 이상 의료보험 가입자 및 만41세 이상 직장 피부양자라면 일반건강검진을 받을 수 있다. 키와 몸무게, 혈압과

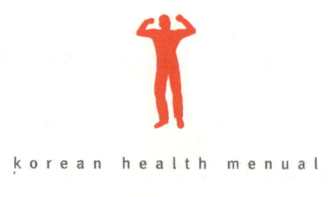

한의원과 약국

저녁 시간.

식사를 마친 아내가 과일을 깎는 동안 남편은 싱크대 앞에 서서 설거지를 하기 시작했다. 아내가 사용하는 고무장갑은 남편 손에 약간 작아서 매번 설거지를 할 때마다 나중에 고무장갑을 빼는 게 더 골칫거리였다. 심지어 설거지를 하는 중에도 남편 손이 저려오기까지 했다. 사이즈가 작은 고무장갑이 남편 손의 피 흐름을 방해하는 게 이유였다.

설거지는 남편이 아내에게 결혼을 프로포즈 하면서 내건 다짐 중에 하나였다. 남편의 엄마, 아내의 시어머니가 보시면 남자 녀석이 부엌에 발을 들인다고 당장 ○○ 떨어지려고 그러느냐며 불호령을 치셨겠지만 사랑하는 아내를 위해선 남편이 해줄 수 있는 일이라고 여겼다. 아내에게 프로포즈 하던 날 남편은 그랬다. 자동차 이벤트가 끝나고 저녁 식사 자리에서 다시 만난 남편은 아내에게 이야기했다.

'당신 손에 물 안 묻히게 해줄게'

이 말을 들은 아내는 결혼을 승낙했고, 물론 남편을 사랑하는 마음이 있었으니까 결혼을 결심했겠지만 아내는 결혼식을 올리고 살림을 시작한 날부터 이 말을 입에 달고 살았다. 남편은 아내의 말에 매번 자기가 한 말을 지키기 위해, 혹은 아주 가끔은 아내에게 잘 보이기 위해 설거지통 앞에 서곤 했다.

오늘도 역시 아내에게 잘 보이기 위해 설거지통 앞에 선 날이었다.

"아내!"

"응? 남편!"

과일을 깎던 아내가 한 손엔 크기가 작아진 과일을, 한 손엔 껍질이 주렁주렁 매달린 칼을 든 채 남편을 쳐다봤다.

"아내, 그 칼 좀 내려놓고 얘기하면 안 돼? 나 설거지 잘 하고 있잖아."

"아, 미안."

아내가 칼을 내려놓고 껍질을 깎던 사과를 쟁반 위에 올렸다. 남편은 그 순간 사과를 보다가 다시 사과 껍질로 시선을 옮겼는데, 사과를 깎은 건지 아니면 나무를 벤 건지 모를 정도로 두꺼운 사과껍질이 쟁반 주위에 여기저기 흩어져 있는 게 보였다. 아내가 사과를 쟁반 위에 올려두며 만족한 얼굴로 바라보더니 남편에게 얼굴을 돌렸다.

"나, 사과 잘 깎지?"

"으응, 그럼."

"왜 말이 그래? 이상해? 나 사과 못 깎는다고 놀리는 거야? 당신이 사과를 알아?"

"사과 할게."

풋.

아내가 갑자기 웃음을 터뜨렸다. 사과를 깎았는데 갑자기 남편이 사과를 한다니까 그게 또 재미있던 모양이었다. 남편의 썰렁한 농담에 재밌어해주는 아내, 그런 아내가 사랑스러워 결혼을 감행한 남편, 그래서 두 사람은 천생연분이었다.

아내가 웃었다. 정신을 차린 남편은 이 순간을 놓치면 안 되겠다는 느낌이 들었다.

"아내, 이 남편의 친구가 한의원 차렸다고 놀러오라네?"

"한의원에 놀러가? 뭐 하러?"

"뭐하긴. 뭐 한의원이니까 맥도 짚어보고 그러고 놀겠지."

"부부 같이 오래?"

"으응? 같이 가도 좋지."

"알았어, 그럼 다음에 시간 내서 가보자."

남편은 설거지를 마치고 세제거품이 묻은 그릇을 물에 헹구며 아내의 다음 이야기를 기다렸다. 그런데, 그릇에 물기를 닦아 찬장에 진열할 때까지도 아내는 여전히 TV만 보며 정신이 팔린 듯 했다. 무슨 말이 나올 텐데, 나와야 하는데 남편이 답답해지기 시작했다.

"아내!"

"응, 남편?"

"웃기지 않아?"

"뭐가?"

"한의원에 자주 놀러오라는 거, 그럼 자주 아파라는 거야, 뭐야, 그치?"

"………."

아내는 TV 속에 정신이 빠진 상태였다. 요즘 한창 인기 있는 드라마에서 남자 주인공이 여자 상대역이랑 헤어지는 장면이었다. 여자가 좋아하는 남자를 만나러 그가 야근한다는 회사에 저녁 도시락을 싸들고 찾아갔는데 마침 그 남자를 찾아온 다른 여자가 이미 저녁 도시락을 남자 주인공과 먹는 모습을 보게 된 장면이었다.

남편은 드라마 내용을 미리 짐작할 수 있었지만 차마 아내에게 말하진 못했다. 대개 드라마가 그렇듯이 잘 만나던 남녀 사이에 불청객이 하나 끼어들고 남자와 여자가 헤어지고 나서 나중에 다시 만나게 되는, 겹겹이 쌓였던 오해가 순식간에 풀리는 그런 드라마가 뻔했는데 아내의 기분을 깨긴 싫었던 남편이었다.

"말도 안 돼!"

"그렇지? 아내가 생각해도 그렇지?"

남편은 고무장갑을 거꾸로 벗으며 아내를 쳐다봤다. 하지만, 아내는 TV를 보며 드라마 속 남자에게 쏘아붙이는 중이었다. 남편은 갑자기 짜증이 났다. 남편 이야기를 들어주지 않는 아내에게 뭐라고 항의라도 해야 할 기분이었다.

뿍.

고무장갑이 말썽이었다. 남편 손에 비해 크기가 턱없이 작은 고무장갑은 남편 손에서 빠져나올 때 귀엽고 앙증맞은 소리를 냈고, 아내는 TV를 보다가 들린 갑자기 이상한 소리에 궁금한 표정으로 남편을 바라봤다.

남편은 아직 짜증이 덜 가신 상태였다. 아내가 자기를 쳐다보고 있다는 걸 모르는 남편은 다른 손에 낀 고무장갑도 뒤집어가며 다시 뺐다.

뽁뽁.

남편은 다시 능숙한 솜씨로 고무장갑을 원 상태로 돌려놓고, 고무장갑 안에 공기를 넣어 입구를 한 손으로 틀어쥔 채 공기를 손가락 쪽으로 밀어 넣었다.

뽁뽁뽁.

경쾌한 소리를 내며 고무장갑 안에 숨었던 손가락 부분들이 차례로 쏙쏙 올라왔다. 다른 고무장갑도 마찬가지로 손가락 부분을 다 뺀 채 두 개 모두 가지런히 찬장 앞에 걸어둔 남편이 아내 쪽으로 고개를 돌렸을 때는 아내의 웃음을 막을 수가 없는 상황이었다.

푸하하.

TV를 보던 아내 모습이 말이 아니었다. 입에 문 사과조각이 거실 바닥에 흩뿌려지는 것도 모르는 듯 정신없이 웃는 아내는 눈물까지 보였다. 가까스로 웃음을 참은 아내가 아직도 어리둥절해서 싱크대 앞에 그대로 서 있는 남편을 보며 말했다.

"남편! 사랑해."

"응?"

"사랑한다고!"

남편은 다시 머릿속이 하얘졌다. 도대체 무슨 일인데 저 여자가 갑자기 사랑한다고 할까? 방금 전까지 TV를 보며 남편 말은 무시하던 여자인데 순간 무슨 일이 일어났던 것일까? 남편은 궁금증이 풀리지 않았다.

"남편! 나 그 소리 너무 좋아."

"무슨 소리?"

"남편이 나를 위해 설거지 해주고 고무장갑 벗는 소리."

남편은 그제야 아내의 웃음이 이해가 됐다. 아내는 남편이 설거지를 하고나면 어느 순간 남편 옆으로 다가와서 고무장갑 빨리 벗어보라며 재촉하던 경우가 있곤 했다. 커다란 남편 손에서 작은 고무장갑이 빠지면서 나는 뽁 소리가 너무 귀엽고 재미있다는 아내였다.

'난 또 뭐라고.'

남편은 조금 전까지 짜증났던 기분이 사라지고 머쓱한 상태가 되었다. 눈물까지 흘리며 웃음을 터뜨린 아내에게 짜증을 부릴 수도 없는 노릇이었다. 아내 곁에 앉은 남편이 사과 한 조각을 집었다.

"남편! 내일 퇴근하고 그 친구가 한다는 한의원 가자."

"어? 지… 진짜? 아내 약속했다!"

"그럼, 내일 저녁 때 가자. 보약 해줄게."

"올레~"

· · ·

다음 날 저녁.

남편과 아내는 경동시장 인근의 한의원 간판을 살펴보는 중이었다. 아내가 남편에게 물었다.

"거기 이름이 뭐라고 했지?"

"이상한의원."

"응? 뭐 이름이 그래? 뭐가 이상해?"

"아, 친구 이름이 '이 상'이야. 유명한 소설가도 있잖아? 그 친구 아버지가 작가셨는데 친구를 낳고 유명한 작가 이름을 붙이고 싶으셨나 봐."

"그런데, 한의사가 된 거네?"

"응, 그래서 이상한의원. 이상한 의원이 된 거지."

경동시장 인근 거리에서 헤맨 지 시간이 얼마나 지났을까? 남편이 뭔가를 발견했다.

"저기다!"

아내도 남편 곁을 따라서 빨리 걷기 시작했다.

"어서 오세요."

이상한의원 문을 열고 들어서자 하얀 의사 가운을 입은 남자가 남편과 아내를 맞이했다. 남편이 퇴근 후에 달려가느라 얼추 시간이 7시 가까운 무렵이었는데 한의원에 직원들은 모두 퇴근했는지 한의사로 보이는 남자 한 명만 있었다.

"잘 지냈어? 반갑다. 이렇게 사회에서 보다니."

"그러게! 아내분이 정말 예쁘시네?"

"그런 말 하면 진짜인줄 알아. 그만 해. 내 아내는 그냥 착해."

남편은 오랜만에 만난 고등학교 시절 친구를 보고 정신을 잃은 듯 했다. 아니, 그 정도가 아니라면 분명 정신 줄을 놓은 게 분명하다고 생각했다. 아내 생각이었다.

"실은 아내가 나 보약 해준다고 해서."

"그렇구나. 좋지."

"그러게. 너도 알다시피 나 워낙 튼튼해서 보약이 필요 없는 남자인데도 그러네. 고등학교 때 나 기억하잖아? 그치? 오래 달리기랑 철봉 같은 거 만점 받은 애가 나 하난데 말이야."

"그러게, 그게 벌써 몇 년 전이냐?"

두 남자는 한 여자, 남편의 아내를 사이에 두고 학창시절 추억 이야기에서 빠져 헤어 나올 줄 몰랐다. 아내는 슬슬 따분해지기 시작했다. 서로 자존심 내세우며 자랑하는 두 남자의 이야기는 눈에 들어오지 않았고, 다만 모처럼 느끼는 한의원 안에 한약재 향기에 온몸이 건강해지는 기분이었다.

"근데, 한의사 하면 보약은 매일 먹는 거예요? 이게 중국에서 온 거 맞죠? 청심환 같은 것도 막 한문으로 써 있고."

남편 친구인 한의사가 아내의 이야기를 듣고 입을 열었다.

"한의학은 전통적인 한의학과 현대의 한의학으로 구분하곤 해요. 예전엔 고려의학이라고 부르기도 했어요. 현대에 들어와선 과학기술 같은 문명에 영향을 받아서 또 다른 형태로 발달해온 한의학이 있는 셈이죠."

"아, 그렇군요."

아내는 한의원 곳곳에 놓인 한약재 재료를 보는 중이었다.

"그런데, 아내분의 말씀처럼 중국의 영향이 없다고는 말하기 힘들어요. 태국이나 인도의 의학과도 비슷한 면이 있고요. 중국의 의학을 '중의(中醫)'라고 부른다면 한국의 의학을 '동의(東醫)'라고 부르기도 했거든요. 근데 나중에 일제 강점기 무렵부터는 일본어에서 사용하는 '한방(韓方)'이라고 하다가 1980년대 중반 이후에 들어서 한의학(韓醫學)이라고 부르게 된 거죠."

"아, 그럼 처음부터 한의학이라고 부른 건 아니었네요."

"네."

아내가 한의사하고 나누는 대화를 듣는 남편은 머쓱한 기분으로 앞에 놓인 찻잔을 들어 입가에 댔다.

"녹차가 맛있네? 어느 회사 꺼야?"

한의사가 남편을 바라봤다.

"아, 그건 감초를 넣어서 내가 만든 차야. 감기 예방에 좋아."

"아, 어쩐지. 보약 먹는 기분이 드네?"

"향기 좋지?"

"네가 그래서 건강해보이는 거야? 역시 한의사하면 보약을 실컷 먹겠다! 응? 안 그래, 아내?"

멋쩍은 웃음을 지은 남편은 아내를 쳐다봤다. 남편의 눈빛은 너무 지체하지 말고 보약이나 빨리 짓고 집에 가자는 재촉의 눈빛이었다. 아내는 한의사에게 다시 물었다.

"한약은 부작용은 없나요?"

"한의학이란 발음은 같지만 글자는 다르게 漢醫學(한의학)으로 사용하는 중국에서는요 전국에 약물 부작용 사례를 조사한 적이 있데요, 이때 순

64

수한 탕약으로 인한 부작용 사례는 간질환이나 피부병 같은 부작용 사례도 있긴 하지만 거의 보고되지 않았다고 하죠. 제 생각에 그 이유는 한의학에서 인체를 유기체의 결합으로 보는 영향 덕분이 아닌가 해요. 양약과 다르게 한의학에선 우리 몸을 서로가 연결된 하나라고 보거든요. 그래서 신체 각 부분을 서로 보완하고 스스로의 면역력을 키워주는 방향으로 처방을 내리는 거죠."

"한의원하면 제 생각엔 보약이나 탕으로 먹는 한약을 생각하는데요, '침'은 어떤 경우에 맞는 건가요?"

아내에게 빨리 보약을 짓고 집에 가자고 재촉하던 남편도 이번 질문엔 아내랑 동시에 한의사를 쳐다봤다. 뾰족한 바늘이 피부 속으로 들어가는 정말 싫어하는 남편으로서도 궁금한 질문이었다.

"흔히 '침 맞는다'는 건 침술(鍼術)을 말하는 건데요, 인체의 혈에 자극을 줘서 우리 몸의 기와 혈을 조절하면서 질병을 치료하는 기술을 말해요."

"그래서 침술이라고 부르는 거군요, 그럼, 침이란 쇠를 만들면서 시작된 기술인가요? 뾰족하고 그러니까."

"아뇨, 침술은 신석기 시대에 시작되었다고 보는 게 일반적이에요. 신석기 시대엔 외과용 치료도구로 '폄석'이란 돌조각이 있었는데요, 청동기 시대엔 돌조각을 세공하여 만든 '잠석'으로 바뀌었고, 철기시대에 이르러선 '침'으로 된 거죠."

"우아, 신기해요. 그럼, 침술을 처음 시작한 나라는 어딘가요?"

남편은 침을 꼴깍 삼켰다. 아내의 질문이기도 했지만 남편은 진짜 이 아픈 침술을 만들어낸 곳이 어딘지 알게 되면 그쪽으론 쳐다보지도 않을 생각이었다. 건강검진에 피검사라니, 다시 생각해도 등골이 움찔거렸다.

"혹시, 그거 아세요? 세계의 고인돌 유적지가 가장 많은 곳은 어딜까요? 전 세계에 고인돌 유적지 중에 80%가 한국에서 발견되었는데요, 1923년에 함경북도에서 출토된 신석기 유물에서 돌침하고 골침이 발견되었어요. 따지고 보면 우리나라가 침술의 발상지라고 할 수 있는 거죠. 여기에 한걸음 더 나아가서 세계보건기구 아시죠? WHO라고 부르죠. 여기선 대한민국의 경혈방식을 침구경혈부위 국제표준으로 지정했답니다."

남편은 다시 목구멍으로 침이 넘어가는 걸 느꼈다. 세상에, 침술의 시작이 한국으로 인정되는 상황이라니, 남편은 도저히 믿을 수 없는, 믿기 싫어하는 마음이 더 큰 이야기에 황당하기도 했지만 그래도 한의사를 하고 있는 친구가 하는 말이기에 신빙성을 가졌다.

"그럼, 보약은요?"

아내가 한의사의 말에 집중하고 어느새 남편에겐 관심을 보이지 않는 것 같자 갑자기 짜증이 나기 시작한 남편이었다. 보약을 지어준다며 찾아온 한의원에서 아내가 한의사에게 더 관심을 보이는 것을 본 남편이 느낌 감정은 질투심이었다.

"그래, 친구야, 건강하고 힘 세지고 그런 보약 한 채 지어줘라. 나 좀 먹고 돌아다니게."

"자기 어딜 돌아다니게?"

아내가 남편을 돌아봤다. 남편과 아내의 얼굴 사이로 한의사의 모습이 보였다. 난처한 상황에서 뭐라고 말을 해야 할지 모르던 한의사는 보약에 대해 이야기를 꺼냈다. 보약 먹고 돌아다니겠다는 남편의 말을 들은 아내는 남편이 바람이라도 피우겠다고 한 것으로 알아들은 모양이었다. 남편은 남편대로 친구인 한의사에게만 관심을 보이는 아내에게 섭섭한 감정 상태였다.

"보약이란 게 사람들이 흔히 생각하는 '정력제' 이런 게 아니에요."

"그럼 보약을 왜 먹어요?"

아내가 한의사에게 물었다. 남편은 갑자기 피식하고 웃음이 나왔다.

'뭐야, 이 여자. 남편에게 보약을 지어주겠다는 얘기가 그럼?'

아내의 말을 들은 한의사가 말했다.

"보약이란 건 글자 그대로 몸의 기운을 보충해주는 거예요. 신진대사 기능이라든가 몸의 저항능력을 키워서 기력을 보충해준다는 의미가 있잖아요? 보약이란 그래서 한 번 먹으면 변강쇠가 된다거나 그런 게 아니라 피로한 몸에 영양을 보충해줘서 건강하게 지내도록 돕는 거라고 보는 게 맞아요."

"근데 그게 그렇게 비싸요?"

남편은 아내 얼굴을 쳐다봤다.

'어, 이 여자가 점점? 진짜 뭘 바라고 그런 거야?'

아내는 남편이 뭘 생각하는지도 모른 체 한의사에게 다시 물었다.

"네? 아, 네. 보약이 필요 없는 사람도 있어요. 밥이 보약이란 말처럼 평소에 식사도 잘 하고 적당한 운동도 해주면 건강한 삶을 사는데 좋고 도움 되요."

"아니, 보약이 비싸니까 하는 말. 아니에요. 저희 남편 보약 좀 잘 지어

주세요."

아내의 이야기를 듣던 한의사가 남편을 쳐다봤다. 남편은 아내 얼굴이랑 한의사인 친구 얼굴을 번갈아 쳐다봤다. 아내는 여전히 한의사 얼굴을 보고 사뭇 진지한 표정으로 남편을 위한 진짜 보약을 지어달라고 얘기하는 중이었다.

잠시 후.

"자기가 내 친구만 보고 그렇게 보약 이야기만 하니까 내가 좀 부끄럽더라."

이상한의원을 나서며 지하철을 타러가던 남편이 아내에게 말했다. 아내는 말없이 걷기만 했다. 남편이 입을 열었다.

"보약이 정력제이길 바랐어?"

아내가 남편을 향해 서서 걸음을 멈췄다.

"내가 나만 위해서 그런 줄 알아?"

아내의 얼굴에 남편을 향한 속상함이 비쳤다. 남편은 순간 자기가 괜한 말을 또 잘못했다는 생각이 들었다. 아내의 이야기를 먼저 듣지 않고 섣부르게 장난처럼 꺼낸 이야기가 아내의 마음을 다치게 한 것은 아닌지 걱정이 된 것도 그때였다.

"우리도 결혼했으니까 가족을 꾸려야지. 자기 고생하는 거 보면서 회사 일도 그렇고 집에 와서 설거지를 도와주면서 나를 생각해주는 것도 그렇고 고마워서 그렇지."

"아냐, 설거지는 내가 좋아서 하는 건데 뭐."

"또 거짓말. 집에서 트레이닝복 차림에 잘 꾸미지도 않는 아내를 보면

68

서 남편들은 일탈을 생각한다더라. 나도 요즘 느끼는 게 많았거든. 그리고, 얼마 전에 나랑 달리기 할 때도 여자한테 뒤처지는 남자 보고 얼마나 걱정했는데."

남편은 그때까지만 해도 아내에게 장난을 치려던 마음이 사라졌다. 그리고, 남편을 생각해주는 아내의 배려에 갑자기 고마움이 생겼다. 얼마 전에 집까지 달리기를 할 때 숨이 차서 아내에게 따라잡혔던 기억이 났다.

"아내님! 나한테 꼭 필요한 정력제가 뭔지 알아?"

"뭔데?"

"그건 우리 아내님! 아내라는 정력제야. 남편에게 항상 기운이 넘쳐나게 해주니까."

아내의 말이 없어졌다. 남편을 바라보는 아내도 감동한 눈치였다. 남편도 솔직히 이 순간만큼은 아내에게 고마운 감정이 더 컸다. 그래, 이 순간만큼은 말이다. 남편의 얼굴을 걱정스러운 듯이 바라보던 아내가 남편의 손을 잡아 이끌었다.

"우리 집 앞에 약국 가자."

"응? 갑자기 약국은 왜?"

"책에서 봤어. 한약은 만성적으로 지속되는 병에 좋은데, 양약은 바로바로 아플 때 먹으면 좋다고. 그래서, 양약이랑 한약을 잘 선택해서 사용하는 게 좋대."

"한약이면 한약, 양약이면 양약이지, 뭐 소주랑 맥주니? 섞어 먹게?"

"아니라고 해도! 혈압이나 당뇨 같은 병엔 양약을 먹어야 하는 거야. 양약은 바로바로 효과를 내기 위해서 먹지만 한약은 몸의 체질을 봐가며 신진대사하고 조화를 이루는 것이기 때문에 잘 가려서 사용해야 해. 그런 거라고!"

남편은 자기 손을 잡아 이끄는 아내의 힘에 딸려가기 시작했다.

"그럼, 한약은 한참 뒤에 효과가 나고, 양약은 바로바로 효과를 본다는 거야?"

"아냐, 한약을 먹어도 바로 효과가 나는 것도 많아. 내 말은, 그러니까. 약국 가서 영양제 사자는 거야. 보약이랑 영양제랑 같이 먹어, 남편을 위해서야."

남편이 아내 손을 잡아서 걸음을 멈췄다. 아내는 갑자기 남편이 왜 그러는지 이해할 수 없다는 표정이었다. 언제나 아내의 손에 끌려오던 남편이었는데 지금처럼 아내의 손을 잡아서 멈춘 적은 거의 없었다. 아니, 한 번도 없었다. 아내는 남편의 얼굴을 유심히 쳐다봤다.

"보약 이야기만 들어도 벌써 힘 세진 거야? 아니면, 뭐 잘못 먹었어?"

"아니, 나 보약이랑 영양제 같이 먹으면? 응? 같이 먹으면?"

"?"

"그럼 나 영양만점이야?"

"쳇."

아내가 다시 남편의 손을 잡아끌었다. 점점 집과 가까워지는 사이, 남편의 눈에 약국 간판이 보였다.

"부작용만 없으면 그렇지."

"응? 부작용?"

약국 안에 들어섰다. 약국 안에는 손님이 많았다. 약국 바로 옆에 병원들이 있어서 진료를 받고 나온 환자들이 약을 타러 오는 일이 많았다. 환자들이 줄을 선 뒤로 아내가 섰다. 남편은 아내의 어깨를 톡 치며 잠깐 이야기하자며 약국 밖으로 나가자는 신호를 보냈다. 하지만, 아내는 자기 자리에서 꿈쩍도 하지 않았다. 남편이 아내의 귀에 속삭였다.

"양약 보면 부작용 주의사항 있는데, 이거 보면 불안해서 먹어도 되는지 걱정될 때가 많아."

"자기 복숭아 알레르기 있지?"

"응. 약 부작용이란 그런 거야. 너무 심하면 모르지만 그건 약국에서 알려줄 거고, 대부분의 약들이 다 조금의 부작용은 있어. 더 좋은 것도 있고. 전립선에 사용되던 약이 탈모치료제로 쓰이는 일도 생기고, 협심증에 쓰려고 개발한 약인데 남자들 발기부전을 치료하는 경우도 있잖아."

"그걸 어떻게 미리 알아? 의사들도 모르다가 개발한 거라며?"

"그러니까, 우리가 약 먹을 땐 주의사항 읽어보고 조심해야지. 그러면 좋아."

"부작용 사례가 엄청 많은 약도 있던데?"

자기 앞에 늘어선 환자들 행렬을 지켜보며 아내가 남편에게 손가락을 들어 같이 서자고 불렀다.

"부작용 사례는 약을 먹는다고 반드시 생기는 게 아니야. 주의사항을 적어둔 거랑 같아. 이 약을 먹으면 그런 사례들이 생길 수도 있다는 정도야."

"어쨌든 한약은 그런 거 없었잖아. 그러니까 한약이 좋은 거지."

"한약? 한약도 부작용이 100% 없진 않아. 간이나 신장 기능이 약화된 경우도 있고, 심지어 소변 나오는 길에 암이 생긴 사람도 있는데."

"뭐야, 그럼. 한약이나 양약이나 먹으면 안 되는 거 아냐? 겁나서 어디 약 먹겠어?"

"아니지! 약은 약사에게 몰라? 의사는 진료에게. 함부로 자기가 생각해서 약 먹으면 안 되고, 정확하게 의사나 한의사, 약사에게 진단 받아서 먹어야지."

아내 앞에 섰던 사람이 약을 타고 드디어 아내 차례가 왔다. 남편 손을 꼭 잡은 아내는 약국 약사에게 눈인사를 하더니 약을 달라고 했다.

"여기요, 비타민 주세요."

"무슨 비타민?"

남편이 아내 귀에만 들릴 정도로 작게 속삭였다. 하지만 아내는 남편에게 대답하지 않았다. 그 날 아내가 구입한 약은 비타민으로 하루에 필요한 일일권장량 비타민이었다.

며칠 후.

저녁 식사를 마치고 회사에 출근하려는 남편은 아내가 먹으라고 건네준 비타민을 받아든 채 아내에게 말했다. 아내는 빨래를 마친 옷을 서랍에 넣기 좋은 모양으로 개고 있었다.

"우리 비타민 말고 차라리 치통약 하나 사둘 걸 그랬나?"

남편이 아내 손에 들린 비타민을 보며 말했다.

"왜 남편 치아 아파?"

"아니, 언젠가 아플 수 있잖아. 치아 아픈 건 진짜 누구에게 설명도 못해. 얼마나 아픈데."

"하긴 그건 나도 알긴 하는데."

"치과의사도 자기 치아 아프면 다른 치과 간다는 거 알아? 그 정도야!"

"응? 치과의사도 치아가 아플 때가 있어?"

"아내님! 당연하지! 헤어디자이너도 자기 머리 하려면 다른 헤어샵 가야하고, 암 전문의 의사가 암에 걸릴 수도 있는 거라구!"

"근사한 식당의 주방장이 영양실조 걸렸다는 말처럼 신기하게 들리는데?"

"참, 그때 나 보약 지어준 한의사 알지? 내 친구?"

"응."

"그 친구, 자기가 하던 한의원 문 닫았데."

"왜? 이상한의원 거기?"

TIP

중국산 한약재, 믿어도 될까?

우리나라에서 유통되는 한약재의 70%가 거래되는 경동시장은 사실 역사를 거슬러 올라가 보면 조선 왕조 초기로 올라간다. 왕의 명령으로 청량리 일대에 보제원을 설치해서 돈 없고 가난한 사람들을 무료로 치료해주었던 게 시작이다.

1995년 서울특별시로부터 약령시로 지정된 경동시장은 원산지를 표시하고 있는데, 한국산과 중국산이 절반 정도씩 유통되는 상황이다. 유통기간이 짧은

국내산과 다르게 중국산의 경우 현지에서 채취 후 수출과 수입을 거치면서 최소 몇 년이나 걸리던 운송기간 때문에 방부제를 섞을 수밖에 없었던 것도 사실이다.

그런데, 중국산 한약재는 무조건 나쁘다고만은 할 수가 없다. 국내산일 경우에도 비닐에 쌓여 유통되는 경우 그 안에 벌레가 생겼는지, 이물질이 있는지 살펴보는 게 기본이며, 특히 감초 같은 경우엔 전량 수입되는데 벌레가 잘 생기는 감초는 겉이 멀쩡해도 속 안에 벌레가 든 경우도 많으므로 한약재를 구입할 때는 개인이 눈으로 구분해서 사기보다는 신뢰할 만한 약재상을 찾아 그곳에서 구입하는 게 안전하다. 가령, ○○상회처럼 간판을 단 곳이다.

보건복지부에서 고시한 한약규격집에 보면 520종의 약재가 표시되어 있는데, 국내산으로 공급 가능한 것은 이 가운데 380종 뿐이다. 결국, 중국이나 러시아, 인도에서 수입해서 사용하는 상황이다. 따라서, 중국산이라고 무조건 나쁘다고만 할 수는 없다.

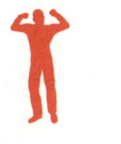

의사는 병에
안 걸리나요?

"응."

"이유가 뭐래?"

빨래를 개던 손까지 멈춘 아내는 진짜 궁금한 표정이었다. 마침 그도 그럴 것이 남편이 먹던 보약이 거의 얼마 남지 않게 되면서 한 달 치 정도만 더 지어올까 말했던 적도 있던 아내였다. 남편은 얼마 전 친구 복만에게서 들은 한의원 이야기를 해줬다.

"이상한의원 거기가 소문이 났데. 보약도 잘 지어주고 아픈 곳도 잘 치료해줘서 안 아프게 해준다고."

"그럼 한의원이 더 잘 되어야 하는 거 아냐? 문은 왜 닫았데?"

"한의원에 환자들이 와서 치료받은 건 좋았는데, 이 친구가 진단을 하고 병을 너무 잘 고쳐준 거야. 그게 문제가 된 거 같다던데."

"병을 잘 고쳐준 게 문제라니?"

"생각해 봐. 환자가 왔는데 한의사가 보니까 어떤 병인지 딱 알았어. 그럼 그에 맞는 약을 제대로 지어준 거야. 그럼 병이 빨리 다 낫겠지?"

"응."

"병이 나은 환자가 한의원을 다시 찾아올 일이 없잖아. 그래서, 환자가 줄어서 한의원 문을 닫았다고 하더라고. 물론 환자가 한 명도 없거나 하는 건 아닌데, 환자 수가 너무 적어서 한의원 운영이 제대로 안 된데."

"세상에. 너무 해. 병을 잘 고쳐줘도 문제네."

"그러게 말이야. 어떤 의사들은 그래서 100% 낫는 약은 안 주고 70% 정도만 낫는 약도 준다던데? 환자들이 자꾸 찾아오라고 그런 거래. 아픈 게 조금 나으면 이 병원이 잘 고치네 하면서 말이야. 설마 그런 일이 사실은 아니겠지만."

아내는 기분이 상한 기색이었다. 남편은 아내의 마음을 이해할 수 있었다. 평소에 마트에 들러 장을 볼 때도 유효기간 지난 상품을 진열해둔 걸 발견하면 그냥 넘어가지 못하고 마트 직원을 불러서라도 항의하던 아내였기 때문이다.

아내는 남편에게 들은 말처럼 진짜로 실력 있는 의사가 병원 문을 닫고, 환자를 이용하는 의사들만 병원이 더 잘 되고 커지는 거라면 그건 뭔가 불공평한 일이란 생각이 들었다. 의사란 직업은 생명을 다루는 고귀한 직업인데 생명을 떠나 돈 때문에 자신의 사명을 다하지 못하게 된다면 그

76

건 너무 가혹한 일이었다. 빨래를 개던 아내가 동작을 멈추고 가만히 한곳만 응시하고 있었다.

남편이 비타민을 먹고 물 컵을 싱크대에 둔 후 아내가 개던 빨래를 같이 도와주려고 다가와서 아내 맞은 편에 앉았다. 아내의 속옷을 든 남편이 뭔가 장난스런 말을 하려고 아내를 쳐다봤다가 막 입 밖으로 나오려던 말이 있었지만 꺼내지 않았다. 남편이 아는 지금의 아내의 모습은 뭔가 속상한 일이 있을 때 이거나 생각해서 결정을 해야 할 문제가 있을 때의 상황이었다.

"그런데 말이야, 의사는 진짜 뭐하는 사람인지? 서비스직이야, 전문직이야?"

남편이 혼잣말하듯 이야기를 꺼냈다.

"의사는 전문직이지. 서비스를 기본으로 하는. 의사는 사람 몸이나 정신에 병이나 상처를 진단하고 치료해주는 사람이지. 건강하게 해주는 고마운 사람. 그게 의사라고 하는데. 의사면허를 가진 사람만이 해야하는 숭고한 직업이잖아."

남편의 이야기에 아내가 말했다. 아내의 머릿속에 있던 이야기들이 입을 통해 하나씩 정리가 되며 나오는 상황이었다.

"의사는 뭐 사람 아냐? 자기들도 아플 텐데. 속이 아프면 내과, 통증이 있으면 신경과, 우울증 같이 정신질환에는 정신과, 팔 다리나 뼈에 병이 생기면 정형외과, 가슴 쪽 장기에 질환은 흉부외과, 얼굴이나 성형을 해야 할 경우엔 성형외과, 임신부나 여성들의 질환은 산부인과, 어린이나 청소년들은 소아과나 청소년과, 눈이 아프면 안과, 코나 귀가 아프면 이비인

후과는 물론이고 많잖아. 예방의학과나 가정의학과, 응급의학과 재활의학과, 결핵과, 진단검사의학과, 병리과, 방사선종양학과처럼 기술적이고 전문적인 분야도 세분화되어 가는 중이고, 의사란 직업 진짜 단 두 글자 의사라고만 말할 게 아닌 아주 중요하고 소중한 건데."

"응."

"그런 의사인데, 공부도 많이 하고 오랜 시간 동안 실습을 거쳐 사람의 생명을 치료하는 직업인데, 왜 그놈의 돈 때문에 환자를 많이 받아야 살 수 있는 그런 월급쟁이 신세처럼 된 거야? 돈 없어도 돈 받지 말고 사람 생명 먼저 구해줘야 하잖아? 그게 진짜 의사 아닌가? 안 그래, 남편?"

남편은 아내 얼굴을 쳐다봤다. 이럴 땐 무조건 동의를 해야 한다. 네 편, 내 편이 아닌 남편이라서가 아니라 아내의 말이 다 옳다고 동의하는 남편 말이다. 아내가 남편의 얼굴을 보며 빨리 '맞다'고 해달라는 무언의 신호를 보냈다.

"맞아, 맞아. 사실 의사도 그래. 의사도 사람이거든. 자기도 아플 수 있는데, 같은 사람 입장에서 좀 돈 없어도 치료해주고, 돈 많은 사람에겐 더 받고 말이야. 그럼 진짜 좋을 텐데."

아내는 남편의 동의를 얻은 걸 확인하고 나서야 고개를 끄덕였다. 아내의 기분이 어느 정도 풀어진 걸 확인한 남편은 다시 말을 이었다.

"사실 우리가 일상생활에서 조금만 주의를 기울여서 살펴봐도 의사들보다 더 건강하게 자기 몸을 지키는 법을 알 수 있는 것도 사실인데 말이야. 자기가 해준 말 그거 뭐였지? 나 양치질 잘 안 하고 귀찮아 할 때 알려주던 거?"

"응? 아, 기억해? 탄산음료 마시는 거 치아에 안 좋다고 했잖아. 사람의 치아는 약알칼리성을 띠고 에나멜 층이란 게 치아를 보호하는 기능이 있는데 대부분 산성을 띠는 탄산음료들이 에나멜 층을 침투해서 충치가 생기게 하기 쉽다는 거 말이야. 뼈에 필요한 칼슘 성분도 산성인 상태에서 빠져나가기 쉬워서 뼈도 약해질 수 있고, 그래서 특히 성장기 어린이들은 탄산음료 마시지 않는 게 좋다고 권하잖아."

"그래, 그런 거."

남편은 아내가 개던 빨래를 다 개서 차곡차곡 포갰다. 이대로 서랍장에 넣으면 끝이지만 지금은 아내의 이야기를 들으며 대화를 나누는 게 더 중요했다.

"탄산음료가 치아에 안 좋다는 건 누구나 알 텐데 사실 그 맛 때문에 유혹을 끊긴 쉽진 않지. 그리고, 치과에 가면 충치 치료하고 그럴 때 아말감이나 임플란트 사용하는데 여기서 나오는 중금속이 심장병이나 당뇨 같은 병에 위험할 수 있거든. 조심해야 해. 치약이 발명되기 전에 옛날 사람들도 치아가 건강한 사람들 많았잖아. 그 당시엔 소금으로 치아를 닦고 그랬는데."

"치과의사가 충치에 걸렸다면 상황이 좀 묘하다. 암 전문의가 암에 걸려도 좀 그렇고. 물론, 의사도 사람이니까 언제든 질병에 걸릴 순 있는데 그래도 왠지 의사가 아프다고 하면 사람들이 그 의사를 신뢰하지 않을 거 같아."

"남편 말 들어보니까 혹시 의사 중에도 자기 병 숨기고 잇는 의사가 있을 거란 생각이 들어. 사람들은 의사가 당연히 안 아플 거라고 생각하잖아? 거기에 깜빡 속아 넘어갈 수도 있다는 거지. 라섹인가 라식 수술 권하는 안과병원에서 가보면 정작 안과 의사들은 다 안경 쓰고 있고 라섹이나 라식 수술을 안 하잖아? 그 이유가 뭐겠어?”

아내의 얼굴이 더 진지해졌다. 남편이 아내의 얼굴을 보며 미간이 좁아지고, 눈에 힘이 들어가며 입술과 입가에 힘이 들어갈 때의 모습이었다.

“생각해 봐. 관절염 환자가 의사를 찾아왔는데 정작 환자를 치료해야 하는 의사가 일어나면서 관절염 때문에 고생하는 모습을 보이면 누가 그 의사를 신뢰하겠어?”

“내가 그 환자라면 의사도 아픈 걸 보는 순간 ‘죄송합니다!’ 말하고 나오겠지. 자기가 아픈 것도 못 고치면서 다른 환자를 어떻게 고치겠어? 뭐 그런 생각도 들고.”

아내가 남편을 쳐다봤다.

“당신도 그 인공식품 같은 거 좀 그만 드시지? 가공식품 말이야. 거기서 합성물질 나오는데 그것들이 뼈 사이에 연골에 안 좋단 말이야. 자꾸 가공식품이나 합성조미료 이런 거 먹으면 몸 체질이 변해서 연골도 부족하게 되고, 몸 체질이 건강한 상태가 유지되지 않아. 남편, 알았어?”

“우리 몸의 건강을 위해 우선 가공식품 소비부터 줄이라는 아내님의 말씀, 기억!”

남편은 양 손 검지손가락을 눈 옆에 대고 누르며 아내의 말을 기억하겠다는 동작을 보였다. 아내는 하지만 남편이 여전히 걱정스러운 듯 눈을 떼지 못한 상태였다.

“집에서는 내가 관리하겠지만 밖에서는 점심식사를 하더라도 조미료나 가공식품 같은 거 먹지 마. 알았어?"

"네, 네."

"내 생각에 의사도 자기 전문 분야가 있고, 다른 분야는 공부를 하지 않으면 잘 몰라. 그치? 의사라고 해서 모든 병에 전문지식을 갖춘 사람은 아냐. 그러니까, 우리가 건강하려면 가장 먼저 스스로 건강에 대해 관심을 갖고 관리하는 게 중요할 거야."

"응. 그럼 어떻게 관리하지? 의학적 지식이 있거나, 식품영양학 뭐 이런 거 필요할 거 같은데, 아, 벌써 어려워지려고 그런다."

아내는 남편을 바라보며 눈을 동그랗게 뜬 상태로 입에 바람을 넣어 양볼을 풍선처럼 만든 뒤 고개를 가로 저었다. 남편이랑 데이트할 때 아내가 자주 보이던 행동과 같다. 이 표시는 남편 생각이 틀렸다는 걸 지적하는 아내의 귀여운 표현 방법이었다.

"환자는 증상에 집중하고, 의사는 질병에 집중한다는 말이 있어. 환자가 병원에 간 이유는 몸이 으스스 떨려서, 치아가 아파서, 잇몸이 아파서, 팔다리가 저려서, 허리가 아파서, 혈압이 높아서 등등 뭐 이런 건데, 의사는 환자의 증상을 들으면서 병명을 정확하게 진단내리는 게 일이거든. 환자가 아무리 자기 증상이 이렇고 저렇고 한다고 해도 의사는 이야기를 들어보고 자기가 진료해본 뒤에 환자분의 병은 'ㅇㅇㅇ'입니다. 라고 하는 게 전부야."

"맞아, 의사는 매번 그러더라."

남편은 병원에 갔을 때 기억이 났다. 온몸이 욱신거리고 팔다리가 저린데 이건 무슨 큰 병 아닐까 싶어서 고민하다가 병원에 갔던 남편을 보고 의사는 딱 한 마디 '감기몸살'이라고 했던 기억이다.

아내가 남편을 바라보며 말을 이었다.

"암 환자가 있다고 해. 그럼 모든 의사들이 수술을 권하거든. 암 초기이거나 중기, 말기 때도 수술을 권하는 사람들이 있어. 근데, 의사들은 자기가 암에 걸리면 그 즉시 수술을 받을까? 안 그런데. 왜냐하면 암 치료를하면서 받는 후유증도 힘들고 모든 과정을 아니까 그렇다더라고. 그래서, 암이 걸리더라도 일단 암세포는 수술로 잘라내고 이후 치료는 생활 속에서 운동을 하거나 식단을 조절하면서 자연 치료 되기를 바라는 경우가 많은 거지."

남편이 아내를 바라보며 물었다.

"감기, 암 환자, 관절염 뭐 이런 병 알겠는데, 그럼 우리 아내님의 결론은 뭐야? 궁금해."

아내는 남편이 갠 빨랫감을 들고 일어나서 서랍장 쪽으로 걸어갔다. 차곡차곡 옷을 잘 넣어둔 아내는 남편에게 돌아와서 소파에 앉았다. 남편은 아내가 서랍장에 옷을 넣는 동안 주방에서 커피를 타서 가져왔다.

"참, 커피 마셔도 되나? 건강에 안 좋은 거 아냐?"

아내는 남편이 건넨 커피 잔을 받아 들었다.

"적당히 마시면 괜찮아. 못 마셔서 스트레스 받는 것보다 마시면서 편안한 마음을 갖는 게 중요해."

"그렇지? 그럼 나도 마신다."

남편은 아내를 바라보며 걱정스런 표정을 짓다가도 아내가 깔끔하게 어떤 상황에 대해 정리를 해주면 아이같이 금방 얼굴이 환해지며 즐거워

한다. 지금도 그렇다.

"평소에 자기 관리를 하려면 의식주에서 중요하게 관리해야할 몇 개가 있어. 우선, '식(食)'에서 생각해보면 가공식품이나 탄산음료를 줄여야 해. 특히, 라면이나 콜라. 라면엔 소금 성분이 잔뜩 있고, 콜라엔 설탕이랑 탄산이 많아. 단 거 줄이고, 짠 거 줄이면서 조미료도 화학조미료를 피해야 해."

"싱거운 것만 먹으라고?"

"아니, 그 말이 아냐. 무조건 라면이나 콜라를 먹지 말라는 이야기는 아니고, 조금씩 줄여나가라는 거야. 한 번에 줄이려면 얼마나 힘들겠어? 조금 씩 줄여나가는 습관을 갖는 거야. 나도 남편이랑 결혼하기 전에는 빵이랑 과자, 스파게티, 피자, 초콜릿 같은 거 엄청 좋아했거든? 근데, 결혼하면서부터 생각을 다르게 했어."

"어떻게?"

"난 중요한 사람이다. 난 내가 사랑하는 사람이 있다. 나는 책임져야할 사람이 있고, 나는 미래가 소중한 사람이라는 생각을 하루에 3번 이상은 했어."

"하루에 세 번? 아침에 일어나서 주르륵 세 번 해도 되잖아?"

"응. 남편다워."

남편은 입술을 삐죽 내밀며 시선을 아래로 향했다. 아내랑 대화하며 무안하다는 표시였다.

"그게 아니지. 내 말은 아침식사 때, 점심 식사 때, 저녁 식사 때. 이렇게 최소 세 번은 생각했고, 저녁에 회식이 있거나 모임이 있는 날엔 한 번 더 생각하고."

"그랬더니 달라져?"

"그럼, 달라졌지. 건강관리는 가장 먼저 내가 나를 소중히 여기는 것에서 시작하는 거야. 나는 소중한 사람이라고 하루에 식사 때마다 생각해봐. 아무 거나 먹지 않게 되고 내 몸이 원하는 걸 고르게 돼."

"그래, 알았어. 난 남편이란 사람이 지금까지도 그런 걸 생각하지 못했네? 지금부터 나도 생각할래. 나는 남편이다. 나는 소중한 남자다. 나는 아내가 있다."

"어때?"

"잠깐 생각해 보고. 좋아 좋아. 왠지 생각이 달라지는 거 같아. 지금부터 난 소중한 사람이야. 이제 알았어. 먹는 거부터 관리를 해야 하는데 그러기 위해선 몸에 좋은 거 안 좋은 거를 골라서 머리 아프게 하지 말고 '나는 소중한 사람이다'를 생각하라는 거! 이게 중요하다는 거지?"

"응. 어려워?"

"쉬워. 그럼 다른 건?"

아내는 남편을 바라보며 미소를 지었다. 처음 연애할 때 기억이 났다. 아내가 회사에 다니던 어느 날 이었다. 우연히 회사 일로 세미나에 참가했다가 명함을 교환하고 알게 된 남편은 그 이후로 이메일과 문자메시지를 보내는 건 물론이고 이따금 회사에 찾아오며 적극적으로 대시를 했다.

하루는 회사 앞이라고 전화를 하며 창문을 열어보라기에 같은 직장 동료들과 창밖을 내다봤더니 길 건너 횡단보도 앞에 남편이 자동차를 세워두고 아내를 바라보고 손을 흔들었다. 그리고, 수화기 속으로 잠깐만 기다리라는 말을 하더니 옆에 세워둔 자동차 트렁크를 열어 풍선들이 하늘로 날아가는 걸 보여주는 게 아닌가?

형형색색 풍선들이 하늘로 올라가더니 끝으로 현수막이 올라오는데, 아내에게 뭔가 보여줄 생각을 했던 남편이 준비한 풍선 수가 적었든지 아니면 고백을 담은 현수막을 너무 무겁게 만들었던 탓인지 현수막이 너무 천천히 올라왔다.

순간 당황한 남편 얼굴이 보이며 현수막을 자기가 들어서 빼내고 풍선들을 하늘로 획획 던져버리던 모습에 지켜보던 동료들이랑 엄청 웃었던 기억이 났다. 때는 마침 이른 여름이었지만 당황하고 긴장한 남편의 얼굴엔 땀이 비 오듯 내리는 것 같았다.

어렵게 차 밖으로 나온 현수막에 쓰인 글씨는 아내에게 사랑한다며 매일 아침 눈을 떠서 처음 마주 보는 사람이 되자는 문구였다. 아내 곁에서 남편의 프로포즈를 지켜보던 동료들은 환호선을 지르며 같이 즐거워했고 남편 주위에서 길 가던 행인들도 남편을 향해 엄지손가락을 치켜 세워주던 모습이 기억에 남아있는 아내였다. 물론, 그 날 저녁 저녁식사 자리에 나오라던 남편은 아내에게 프로포즈 하길 손에 물 안 묻힐게라는 말이 고작이었지만 말이다.

그럼 남편이 지금은 아내 앞에서 건강관리에 대해 귀담아 듣고 있다. 아내는 남편에게 엄지손가락을 치켜 세워줬다.

"다음엔 뭘 관리해야 해? 응?"

남편은 벌써 예전 일을 잊은 듯 했다. 아내가 추억을 되새기며 엄지손가락을 세워줬는데도 알아채지 못하고 오로지 건강관리에만 신경 쓰는 남자가 되어버렸다니 아내는 모처럼 남편과의 데이트 시절로 돌아갔던 기분을 망쳐버린 느낌이 들었다.

"먹는 거 다음엔 의(衣), 옷을 잘 입어야 해."

"옷? 옷이 왜 건강이랑 중요해?"

"그럼! 옷을 입을 때도 피부에 해가 없는 소재를 골라야 하고, 내가 좋아하는 색상이랑 내 몸에 딱 맞아서 기분까지 좋아지는 옷을 골라야 해."

"아, 그렇구나! 맞아. 왠지 나도 입으면 기분 좋아지는 그런 옷이 있어. 오케이! 알았어. 다음엔 그럼? 이번엔 주(宙)? 사는 집이 중요할까?"

"응, 집은 환경호르몬이 나오지 않는 자연 친화적인 집이 좋아. 새집 증후군이란 말 알지? 새로 지은 집은 도배나 가구, 페인트 등에서 아무래도 인체에 해로운 유해성분이 섞여 남아있는 재질이 있을 수 있거든. 그러니까 신경 써서 잘 골라야 해."

"그렇구나. 근데 신기해. 건강관리라고 하면 먹는 거랑 스트레스 안 받는 거? 이렇게만 신경 쓰면 될 줄 알았는데 이것저것 많네?"

아내는 갑자기 졸음이 오는지 하품을 했다. 시계를 보니 밤 11시가 넘었다. 내일 출근하려면 남편도 일찍 자야하고, 아내는 내일 아침에도 재능 기부 봉사를 나가야 하기 때문에 오늘은 여기까지만 마무리하고 싶었다.

"남편! 아내 졸려!"

"아, 그래. 자야지. 벌써 시간이 이렇게 됐네, 미안. 아내님!"

"네?"

남편이 아내를 보며 웃었다.

"일찍 자는 것도 건강관리 필수 수칙이지? 그렇지?"

"응? 어휴, 못 말려! 네! 네! 그럼요. 우리 남편 오늘부터 건강관리 전도사 되셨네요? 아주 좋아요!"

아내에게 칭찬을 들은 남편은 갑자기 기분이 좋아졌다. 남편을 안방으로 들어가면서 아내를 양팔로 번쩍 들어 안았다.

"오늘은 남편이 건강을 생각하기로 한 첫날이니까 기대해!"

"뭐, 뭘? 나, 졸려. 잘래."

아내는 남편에게 안겨 무슨 말인지 모른다며 눈을 감으며 자는 척 했다. 남편은 안방 침대에 다다른 후에 아내를 침대 위에 눕히며 아내 귀에 대고 속삭였다.

"아내님, 남편 아이큐 얼마나 되는 거 같아? 세 자리는 넘는 거 맞지? 오늘 아내님의 건강관리 이야기를 미리 척척 맞췄잖아? 그렇지?"

아내는 침대에 누운 채 눈을 떴다. 남편의 얼굴이 아내 얼굴 바로 위에서 미소를 띤 채 쳐다보고 있었다. 아내는 남편 얼굴을 양손으로 밀어내며 침대 이불 속으로 쏙 들어갔다.

"남편은 내일부터 몸속 이야기 좀 들어야겠어. 머리끝부터 발끝까지! 알았어? 말을 하면 안 되고 분위기가 중요한 그런 것도 모르는 거 여전하네. 내일부터 시작하자고! 아이고!"

"아내님! 왜? 왜 그런데? 왜?"

몸에 안 좋은 식품첨가물?

마트에서 장을 볼 때 사람들은 유효기간을 확인하거나 원산지를 확인하는 게 고작인 경우가 많다. 아니면, 가격을 보거나 말이다. 그런데, 심지어 고추장과 된장은 물론이고 ○○맛살과 각 종 과자, 젤리, 아이스크림, 냉동식품 등 거의 모든 식품에 식품첨가물이 표시되어 있는데 대학교육 제대로 받았다고 하는 사람들조차 사실 이런 어려운 이름으로 쓰인 식품첨가물을 보면 도대체 무슨 뜻인지 모른다.

과연 우리는 먹어도 되는 것만 먹는 중일까? 자주 쓰이는 식품첨가물에 대해 알아두자. 다음 각 식품첨가물의 부작용 사례는 과다 복용 시에 생길 수 있는 부작용들이다.

감미료: 적혈구 감소와 급성 출혈, 갑상선 팽창과 경련의 원인이 될 수 있다.

보존제: 신경계 영향을 주거나 염색체 이상을 불러올 수도 있고 피부를 자극한다.

조미료: 손발저림, 두통, 현기증을 일으킬 수 있다.

착색제: 간과 혈액 장애를 일으키며 발암물질이다.

발색제: 급성 구토의 원인이 될 수 있으며 호흡기능에 영향을 줄 수 있다.

산화방지제: 콜레스테롤이 높아지고 위 소화력에 문제가 생길 수 있으며 염색체 이상을 불러올 수 있다. 혈압이 높아지거나 칼슘 성분의 부족

현상을 초래할 수 있다.

보존제 중에는 안식향산 및 안식향산나트륨, 솔빈산칼륨, L-글루타민산나트륨 등이 있으며, 산화방지제에는 산성아황산나트륨이 대표적으로 햄과 소시지에 자주 쓰인다. 그뿐 아니라 말린 생선이나 버터에도 포함되어 있다.

이산화황은 아이들이 즐겨먹는 과자표백제로 쓰이는데, 표백제는 인체에 들어가면 기관지염이 천식의 원인이 되며 위점막을 자극해서 순환기 장애를 불러 올 수 있다.

수분 증발을 막아주는 첨가물로써 피막제로 불리는 건 콜호린지방산염, 초산비닐수지가 있으며, 어묵이나 국수에 표백제로 사용되는 과산화수소는 살균 작용도 이뤄진다.

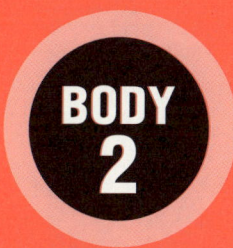

BODY
2

Korean Health Menual

뇌가
건강해야
아침이
즐겁다

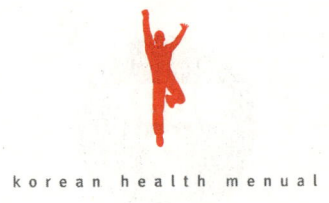

뇌 그리고
노화가 된다는 건

비 내리는 아침.

"나 봐! 어때? 이상하지 않아?"

"어디를? 절대 이상하지 않아. 멀쩡해. 좋아!"

"다시 봐! 어때? 그래도 이상하지 않아?"

남편은 아침 식사를 하는 중에도 자꾸 아내에게 자기를 바라봐달라고 했다. 어딘가 이상하지 않느냐고 물어보기도 하고, 이상한 소리 들리지 않느냐고 자세히 들어보라고 보채기도 했다. 아내는 아무리 생각해도 오늘 남편이 정신 상태가 이상한 듯 싶어서 남편 얼굴을 가만히 쳐다봤다.

"남편은 어릴 때 뇌가 깨끗해서 좋겠다는 말 들었어?"

"왜?"

남편이 아내의 말에 드디어 뭔가 봤나 알고 싶은 표정으로 미소를 지은 표정으로 되물었다. 아내는 이러다가 출근도 늦겠다 싶어서 걱정하는 얼굴로 남편을 보며 말했다.

"아니, 어제도 그렇고, 오늘 아침에도 자꾸 어디를 봐 달라고 하기에."

"아내님도 모르시는구나? 내 생각이 맞았어! 역시 나도 하면 된다니까!"

"남편님은 뭘를요?"

"자, 봐? 이렇게 머리를 숙이면? 어때? 보이지?"

아내는 순간 자기 눈을 의심하지 않을 수 없었다. 아침부터 내내 남편이 머리를 숙이면서까지 애써 아내에게 보여주려고 했던 게 나타났다. 출근을 준비하며 곱게 다려준 와이셔츠를 입은 남편은 넥타이까지 맨 상태에 머리 중앙에 뭘 올려둔 상태였다. 손바닥보다 조금 큰 검은 물체, 얼마 전에 새로 산 스마트폰이었다.

"자, 봐?"

남편은 다시 머리를 곧게 세우고 오른손을 움직였다. 식탁 위에 수저와 젓가락을 올려두는 곳엔 아내의 핸드폰이 있었다. 남편은 아내에게 저기를 바라보라고 할 때마다 아내 핸드폰으로 전화를 걸어 자기 스마트폰에 진동을 울리게 하는 중이었다.

"이 소리였어? 난 아까부터 뭔가 진동 소리가 나기에 밖에 차도에 자동차들 시동 소리인 줄 알았어."

"신가하지? 어때? 신기하지?"

"응, 신기해. 남편은 그거 어떻게 알았어?"

"내가 어제 잠이 안 와서 아내님 잠든 거 보고 다시 TV 보러 거실에 나와 있었거든. 근데, 무슨 방송에서 이걸 실험하는 거야. 사람 머리 정 중앙은 무감각 지역이라서 전화기를 올려두고 진동을 울려도 알지 못한데."

아내는 자리에서 일어나서 팔을 뻗었다. 그리고, 식탁 앞에 앉은 남편의 머리에서 스마트폰을 집었다. 스마트폰은 여전히 무음모드 상태에서 전화가 왔다고 진동을 울리는 중이었다.

"사람의 뇌는 신경세포가 큰 덩어리로 이뤄진 우리 몸의 기관이야. 신체 활동을 직접 움직이면서 하는 건 아니지만 몸의 각 기관으로부터 정보를 받아서 분석하고 정리한 뒤에 다시 몸의 여러 곳에 전달해서 지시를 내리는 거지."

"대장인가? 그럼?"

아내가 스마트 폰을 집어서 식탁 위에 내려두고 어서 식사 먼저 끝내라는 말에 그제야 수저를 들던 남편이 말했다.

"그럼. 신경세포는 뉴런이라고 부르는데, 우선 뇌의 무게는 약 1.4Kg 정도 되. 사람마다 약간 다르겠지만."

"뇌가 하는 일이 뭐야?"

"몸을 움직이는 거. 심장도 뛰게 하고, 혈압도 조절하고, 체온도 유지하는 건 물론이고 공부하고 기억하고 행동하는 거 모든 걸 조정하는 게 바로 뇌가 하는 일이야."

"뇌가 없으면 아무 것도 못하네?"

"그럼요! 남편님! 우리 이렇게 식사하고 얘기하는 것도 모두 뇌가 하는 일인데?”

“그래? 그거 참 신기하네. 난 뇌한테 이래라 저래라 한 적이 없는데 뇌가 알아서 하네? 아니, 뇌가 나한테 시키는 건가? 헷갈리네? 누가 누구한테 시키는 거야? 응? 아내님! 내 머릿속에있는 뇌가 도대체 어떻게 생긴 거야? 난 왜 볼 수가 없지?”

“내가 하나씩 설명해줄게. 식사는 마저 해야 해? 알았지? 우리 남편 밖에 나가서 아침도 못 먹고 기운 없이 사는 거 싫어하거든. 그리고, 배가 고프면 뇌 활동이 줄어들면서 멍 해지는 상태도 생기는 문제도 있으니까 식사는 제 때에 하는 거!”

고개를 끄덕이는 남편을 보며 아내가 말을 이었다. 남편은 수저 위에 밥을 뜨고 젓가락으로 반찬을 집으며 아내의 이야기에 귀를 기울였다.

“우리 뇌는 대뇌, 소뇌, 뇌간으로 크게 구분하고, 뇌간은 중뇌, 교뇌, 연수, 간뇌로 구분하고 있어.”

“뇌는 그냥 ‘뇌!’ 이렇게 하나 아니었어?”

“뇌는 그냥 뇌를 말하는데, 그 중에서도 기능에 따라서 나눈다는 거야.”

“뇌도 여러 곳에서 기능이 다 다른 거네?”

“응. 대뇌는 운동 기능이나 기억력을 담당하는데 남편 공포 영화 싫어하지? 그것도 대뇌에서 조절하는 기능이야. 정확한 부위 이름은 변연계라고 부르고.”

“그래? 거 봐! 공포영화 싫어하는 건 내 잘못이 아니라니깐. 전부 뇌 때문이야.”

"뇌는 누구 꺼?"

"내 꺼…. 그게 그거네."

남편은 수저를 내려놨다. 출근 시간에 늦지 않으려고 서둘러 식사를 마친 탓인지 트림을 하려는 자세를 취했다. 허리를 곧게 세우고 목에 힘을 주면서 자꾸 몸 안에서 뭔가 끄집어내려는 듯 숨 고르기를 시도했다.

"남편! 억지로 트림 하지 않아도 돼. 저절로 나올 거야."

"트림 안 하면 방구로 나온다는데?"

남편이 걱정스런 얼굴로 말했다. 남편은 하루 운동량이 적은 걸 걱정하며 자동차 운전을 될 수 있는 한 줄이고 대중교통을 이용할 생각을 갖고 있는데, 그 이유는 하루에 100보도 안 걷는 적은 운동량 때문에 아랫배가 더 나오고 가끔 호흡도 불규칙한 상태를 느낀 적이 있어서다.

"괜찮아, 길거리에서 시원하게 뀌고 다녀."

"하하. 우리 아내님 남자답게 시원하게 말씀해서 내 기분도 시원하다니까. 근데 문제는 꼭 엘리베이터 안에서 나오니까 그게 문제야."

"윽. 괴롭겠다."

"그치? 내가 얼마나 창피한데. 일부러 모른 척 하고 다른 사람 핑계도 대보는데, 나 혼자 탔다가 방구 뀌고 다른 층에서 사람이 또 타면 진짜 난처하다니까."

"그럼 어떻게 해? 생리현상인데. 괜찮아, 사람들 누구나 방구를 안 뀌는 사람은 없어."

남편이 아내 얼굴을 보며 킥킥거리며 웃다가 시계를 봤다. 아직 여유 시간이 있었다. 회사 출근 시각은 9시까지인데 집에서 회사까지 20분 정도면 가니까 8시 40분에만 출발하면 안정적이었다.

"참, 방구 뀌는 것도 대뇌에서 조절하는 거야? 그럼, 다음에라도 방구가 나오려고 하면 내가 대뇌한테 명령해서 '지금은 아니다', '어허, 지금은 아니래두!' 이렇게 말하면 될까?"

"방구는 소화 작용에서 일어나는 건데 뇌가 담당할까? 만약 뇌가 담당한다고 하면 그건 간뇌의 시상하부 지역에서 조절하는 기능이 될 거야."

"간뇌? 시상하부? 뭐가 그렇게 어려워?"

"아냐, 그냥 명칭이야. 간뇌는 대뇌와 뇌줄기 사이에 있는데 체온 유지, 음식 섭취, 생식 기능을 담당하거든."

"재밌어. 뇌가 하는 일 처음 듣는데?"

"평소엔 사람들도 그래. 나한테 뇌가 있나 싶을 정도로 잊고 지내거든. 이따금 두통이 생기면 그제야 '아, 나한테도 뇌가 있었구나!'라고 생각하잖아. 평소엔 고마움을 잘 모르는 거지."

"아내님, 말이 더 웃겨. '아, 나한테도 뇌가 있었구나?'라고 한다고?"

"그럼. 잘 생각해 봐. 평소에 많은 일을 하면서도 그게 다 누구 덕분인진 모르고 지내잖아? 팔 다리를 움직이거나 음식을 먹거나 하는 것도 뇌 없으면 하나도 할 수 없는 동작들인데, 안 그래?"

"마치 남편인 나한테 우리 아내님이 없으면 안 되는 것처럼?"

"오! 우리 남편님 오늘 대화가 좀 되는데? 그럼, 바로 그거야. 항상 곁에 있어서 소중함을 잊기 쉬운 그런 존재, 그러나, 없어선 안 되는 사람과 같은 거, 사람에게 뇌는 아주 중요한 거라구."

"그러니까 두꺼운 두개골이 뇌를 보호하고 있잖아, 남편이 아내를 보호하는 것처럼."

"점점?"

남편은 아내와 이야기하는 시간이 좋았다. 하지만 항상 아쉬운 점은 오늘 아침처럼 뭔가 다른 일로 바쁠 때에만 아내와의 대화가 소중하고 즐겁다는 걸 느낀다는 점이다. 남편은 식사를 마치고 아내가 건네준 커피를 마시며 자리에서 일어서려고 했다.

"점점 출근할 시각이 다가오네요? 이제 갑니다!"

"남편, 진짜 가게? 조금 더 있으면 안 돼?"

"왜 그래? 마음 약해지게? 히히. 그럼 조금만 더 있을까?"

"남편은 20분이면 회사에 가는데, 아직 10분 정도 더 여유 있어."

"그래 그래. 아침에 아내님하고 나누는 대화가 참 즐거운데 조금만 더 즐거움을 가져보자구. 이건 내가 말하는 게 아냐. 내 뇌가 그러는 거라구!"

"뇌에서 나오는 호르몬."

"엔돌핀?"

"아니, 엔돌핀은 진통이 있거나 스트레스가 쌓일 때 나오는 거야, 즐거울 땐 엔돌핀이 오히려 안 나와. 몸 안에 몰핀이란 의미로 엔돌핀이란 이름이 붙었는데, 주사제보다 100배 강항 진통 효과가 있데."

"진통제가 우리 몸에서 나온다고? 저절로? 그것도 효과가 100배나 더 큰 게?"

"응, 그러니까 우리 몸이 참 신기한 거야."

"그럼, 자주 웃으면 좋다는 건 뭐야?"

"자주 웃으면 스트레스를 받지 않는 거고, 그러면 엔돌핀이 억제가 되는데, 반대로 생각해 봐. 진통이 있고 스트레스가 쌓이면 엔돌핀이 나오는데 계속 안 좋은 상태면 엔돌핀이 계속 나오겠지. 그러면 결국 엔돌핀 양이 부족해서 점점 더 힘들어 질 뿐이거든."

"아, 그러니까, 평소에 항상 웃으면서 모든 일을 스트레스 받지 말고 지내라, 그러면 엔돌핀 호르몬이 넉넉하게 있게 되니까 어떤 스트레스나 고통이 와도 이겨낼 수 잇다? 이런 거구나?"

"그럼, 그럼."

남편은 시계를 보며 자리에서 일어섰다. 여유있게 20분 전에만 출발하면 되지만 그래도 교통체증이나 여러 상황이 있을 수 있으니까 되도록 안전하게 출근 시각에 맞춰 도착할 수 잇도록 조금 더 일찍 일어서기로 했다.

"남편은 이제 회사로 고고씽 할게!"

"응. 눈썹을 휘날리며!"

"히히. 아내님 표현 멋져. 빨리 걷고 운동도 하고 해야지. 운동은 근데 어디서 담당하는 거야?"

현관문을 나서며 구두를 신은 남편이 배웅하는 아내에게 물었다. 엘리베이터를 누르고 기다리는 동안 아내랑 손을 잡고 있는 것도 잊지 않았다.

"운동은 소뇌. 대뇌의 피질에서 운동정보를 보내게 되는데 이걸 받아서 움직임을 조절하거든. 근육운동 같은 걸 소뇌에서 조절하는 거야."

"심장운동도?"

"응."

아내는 남편 얼굴을 보다가 웃음이 터졌다. 뭔가 느끼한 말투를 할 때 남편은 아내 얼굴을 빤히 쳐다보기만 하는 버릇이 있었다.

"왜, 또?"

"남편의 심장박동이 뛰는 건 소녀가 하는 일이 아닌 거 같아."

"그럼?"

"아내님이 해주시는 거 같아. 아내님만 보면 자꾸 심장박동이 빨라지고 정신이 혼미해지고, 박동 수치가 점점 올라가서."

땡.

엘리베이터가 도착했다. 아내는 웃음을 머금은 채 남편을 엘리베이터 안으로 밀었다.

"어서 가. 늦어."

엘리베이터 문이 닫히는 걸 본 아내가 현관문 쪽으로 돌아서서 들어가려는 순간 다시 엘리베이터 문이 열렸다. 아내가 깜짝 놀라서 다시 돌아보자 남편이 웃으며 서 있다.

"늦는다니까!"

"사랑해 해야지. 남편 귀에?"

"알았어. 사랑해. 됐지? 어서 가!"

"끝으로, '사랑해'는 어디로 빙빙 돌아? 막 호흡이 가빠지고 그런 건?"

남편이 자기 머리를 가리키며 청각에 대해 물었다. 손가락으로 저기 머리 곳곳을 가리키며 서 있는 남편 모습에 아내는 웃음이 나오면서도 어린아이 같은 남편의 얼굴을 마주 보며 엘리베이터 앞에 섰다.

"엘리베이터 손 떼고 문 닫히는 동안 들어."

"아, 오케이!"

남편이 엘리베이터 문을 열고 있게 하던 버튼에서 손을 뗐다. 아내가 남편 얼굴을 바라보며 말했다.

"사람들이 듣는 청각은 중뇌에서 맡아. 귀를 통해 중뇌를 거쳐서 대뇌로 향하는 거야! 호흡이 가빠지고 그런 건 뇌의 연수라는 곳에서 담당해. 척수하고 연결된 곳인데 연수에는 뇌신경의 8쌍이나 있어서 사람들 살아가는데 진짜 중요한 곳이거든. 알았어? 그리고, 남편이 아내를 사랑하는 기억은 오래도록 유지되잖아? 그건 뇌의 해마라는 곳에서 조절하는 거야."

탁.

엘리베이터 문이 닫혔다. 문이 닫히는 사이에도 덜 닫힌 틈으로 아내를 바라보던 남편의 얼굴이 사라졌다. 아내는 뭔가 가슴 속에서 아련하면서도 고마운 감정이 새어나오는 걸 느꼈다.

'그래서, 남편이 아내만 사랑하는 거잖아, 아내바보라서. 아내를 바라보는 남편의 중뇌가 작용해서 안구가 커지고, 간뇌의 시상하부가 작용해서 체온이 달아오르고 자녀계획을 갖고자 하는 행동이 자꾸 생기는 거야.'

닫힌 엘리베이터 문을 보며 이야기를 끝낸 아내는 현관문을 열고 집안으로 들어섰다. 외출 계획이 있는 하루라서 서둘러 준비를 하지 않으면 안 됐다. 남편이 식사를 마친 식탁에서 빈 그릇은 싱크대에 넣고 물을 채워뒀고 반찬들은 뚜껑을 잘 덮어서 냉장고에 다시 넣었다. 아내와 남편에게 다시 하루가 시작됐다.

잠시 후.

외출 채비를 마친 아내는 거울 앞에 서서 매무새를 살펴 보고나서 현관문을 열고 나갔다. 굽이 높지 않은 구두를 꺼내어 신고 신발장 바로 위에 있는 작은 거울 앞에서 다시 얼굴을 살펴본 아내는 방금 전 안방에서 갖고 나온 메모지를 거울에 붙였다.

세상 모든 일에 대해 스트레스 금지!
우리 뇌는 30대가 되면 매일 10만 개 이상이나 되는 신경세포가 죽으면서 뇌의 기능이 줄어드는데 스트레스와 공해, 환경적 요인들이 많으므로 항상 건강하고 즐겁고 기분 좋은 생활을 위해 노력합시다!'

아내는 메모지에 적은 내용을 다시 읽었다. 회사 일을 마치고 돌아온 남편이 신발을 벗으며 이 글을 보게 될 것이고, 밖에서 오늘 하루 겪은 기분 나쁜 일들은 모두 잊고 집에서 만큼은 유쾌하고 즐겁게 지내는 메시지였다. 과연 오늘 저녁에 퇴근한 남편은 메모지를 보고 어떤 표정을 지을까?

TIP

치매를 예방하는 생활습관

'치매'란 라틴어에서 유래된 단어로 '정신이 없어진 것'이란 의미다. 주로 나이가 들어가면서 뇌손상으로 인해 생기는 질환인데, 최근엔 젊은 사람들에게서도 치매가 생기는 사례가 있으며, 기억력이나 언어능력, 시간과 공간을 파악하는 능력이나 판단력에 영향을 주게 된다.

질환 종류 가운데 대표적인 게 알츠하이머병으로써 뇌가 노화가 되면서 생기는 뇌질환이다. 초기엔 기억력이 감퇴되면서 건망증이 심해지고 언어능력이나 판단력에 문제가 생기게 되면서 혼자서는 정상적인 생활이 불가능하게 된다.

치매를 예방하려면 고혈압이나 당뇨, 심장병에 걸리지 않도록 건강한 상태를 유지해야 하며, 과음이나 흡연을 삼가고, 각종 약물 남용을 피하도록 한다. 무엇보다도 취미생활을 이어가면서 생활하되, 우울증 병력이 있다면 이를 치료하고 꾸준한 운동과 식습관을 유지하도록 한다.

과식하는 습관을 피하도록 하며, 해산물이나 견과류, 올리브유를 섭취하는 게 좋으며 고기나 버터, 마가린, 마요네즈 같은 식품과 가공식품 섭취는 피하도록 한다. 카페인 섭취는 피하도록 하고 항산화식품으로 자두, 건포도, 딸기, 케일, 브로콜리 등을 섭취하도록 한다.

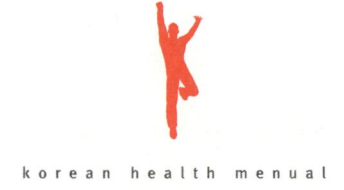

뇌는 왜 주름이 많지?

딩동!

"아내님? 남편님 왔어요!"

현관문 앞에서 남편 목소리가 들렸다. 아내는 주방에서 저녁식사를 준비하다가 현관문을 열어주러 나갔다. 현관문을 열자 남편 얼굴 대신 대뜸 남자 손이 쑥 나타나며 장미꽃 한 송이를 들고 있는 게 보였다. 엄지손가락과 검지손가락으로 장미꽃의 밑 부분을 든 채 아내가 잡아주길 기다리고 있었다.

"땡큐!"

아내가 장미꽃을 받아들자 현관문이 더 활짝 열리며 환하게 웃고 있는 남편 얼굴이 보였다.

"오늘 하루도 멋지게 보내셨는가? 우리 아내님?"

"네. 남편님도요?"

"그럼요."

남편은 현관으로 들어서서 신발을 벗었다.

"아내님, 그런데 왜 매번 현관문을 내가 못 열게 하고, 꼭 기다렸다가 아내가 열어주면 그때 들어오게 하나요?"

"아, 그건 아내의 도리 같아서."

"아내의 도리?"

"응."

사실 남편은 매번 아내를 귀찮게 하는 것 같아서 속으로 미안한 마음이었다. 아내도 집안 일을 하고 있을 지도 모르고 책을 보거나 자기 시간을 보낼 수 있는데, 남편이라고 올 때마다 현관문 열어 달라고 기다리기만 하는 게 미안했다. 물론, 아내가 그렇게 해달라고 해서 하는 거지만 그것도 하루 이틀이지, 금방 끝날 줄 알았던 약속이 벌써 몇 개월 째 반복되는 중이었다.

남편이 신발을 벗어 신발장에 넣는 걸 지켜보던 아내가 남편이 슬리퍼를 신고 거실로 올라오자 양팔을 벌려 안아준다. 이것 역시 퇴근 후에 약속된 코스. 여기까지 끝나면 남편과의 포옹을 마친 아내는 다시 주방으로 가고 남편은 안방에 들러 옷을 갈아입거나 거실에 앉아 휴식을 취할 수 있었다.

"밖에서는 사회의 건실한 남자로 멋지게 활동하는 남편이고, 집에서는 아내가 주인이잖아. 밖은 남편의 공간, 집은 아내의 공간. 그러니까 남편이 집에 왔을 때 아내인 내가 반갑게 맞이해줘야지. 당신이 아내가 없으면 집에 혼자 오는 거지만 아내가 있는데 왜 혼자 집에 오는 것처럼 그러면 안 돼. 내 남편인데 내가 소중하게 대우해야지."

"우아, 멋져!"

"배고프겠네? 얼른 저녁식사 차려줄게."

신발장에 신을 넣고 아내와의 포옹을 마친 남편이 작은 거울에 붙은 메모지를 보며 아내를 불렀다. 아내는 주방에서 저녁 식사를 준비하는 중이었다.

"이 메모지 내용 좋은데?"

주방에서 식사를 차리던 아내가 식탁 위에 반찬 그릇을 올려두고 남편을 보며 미소를 지었다. 아내가 붙여둔 메모지를 한 번 더 천천히 읽은 남편이 메모지를 왼손으로 한번 쓱 쓰다듬고는 아내 곁으로 왔다. 된장찌개를 끓이는 아내를 사랑하는 눈빛으로 바라보던 남편은 아내 뒤에 서서 아내 앞으로 팔을 뻗어 포옹했다. 남편이 뒤에 끌어당긴 자세이면서 아내는 저녁식사를 바쁘게 준비하던 동작을 잠시 멈추고 남편에게 기댄 자세이기도 했다. 아내 뒤에서 어깨에 얼굴을 기댄 채 눈을 감은 상태의 남편을 본 아내가 먼저 몸을 다시 바로 했다.

"백허그?"

"응."

남편은 여전히 아내 등에 바싹 붙어서 손을 놓지 않았다. 바쁜 사회 일에서 누군가 자기 편이 있다는 건 행복하고 감사한 일이란 걸 깨닫는 중이었다. 남편은 계속 눈을 감은 상태로 아내를 안은 팔에 힘을 줘서 더 끌어당겼다. 마치 놓치고 싶지 않은 꿈인 것처럼, 누군가에게 빼앗기지 않고 싶은 보물인 것처럼.

"남편! 오늘 뭐 좋은 일 있었나 봐? 평소에 잘 하지 않던 백허그까지 하고?"

"실은 오늘 스트레스가 좀 심했거든."

"응? 왜에?"

아내가 남편의 팔을 풀고 돌아섰다. 아내의 눈에 남편의 얼굴이 마주했다. 남편도 눈을 뜨고 피식 웃었다. 괜한 소리를 해서 사랑하는 아내를 또 신경 쓰게 한 것 같다는 기분에서였을까? 아내의 걱정스런 시선과 다르게 남편은 얼굴에 웃음을 띠고 손사래를 쳤다.

"아냐, 아냐! 아니에요! 아내님! 그냥 해본 소리에요."

"남편! 아내한테까지 말하지 못하고 담아두는 일은 없기."

"알았어! 그럼, 그럼!"

"흠."

아내는 남편의 얼굴을 보며 여전히 의심의 눈초리를 거두지 못했다. 뭔가 회사에서 신경 쓰던 일이 있는 모양 같은데 아내에게 말 안 하는 남편을 보니 안쓰럽기도 하고 애처로운 마음이 생긴 것도 사실이었다.

• • •

그 날 저녁.

"아내님! 나 오늘 저녁엔 책 좀 볼게요!"

"네. 그러세요."

저녁 식사를 마친 후, 아내가 거실 소파에서 사과 두 개를 깎아 조각을 내어 포크로 꽂아둔 걸 본 남편이 사과 한 조각이 꽂힌 포크를 집어 들며 아내에게 말했다. 아내는 깎은 사과를 접시에 담아 서재에 컴퓨터 책상 위에 두고 다시 거실로 나와서 텔레비전 소리를 작게 줄였다. 아내의 모습을 보던 남편이 서재로 향하던 발걸음을 멈추고 아내를 불렀다.

"아내님은 뭐하실 건데요?"

"난 오늘 드라마 볼 게 있어서요."

"네. 우리 다 같이 파이팅!"

오른손을 주먹 쥐어 앞에 힘 있게 팔을 뻗어 보인 남편은 사과 한 조각을 우물우물 먹으며 서재로 들어갔다.

얼마나 지났을까?

"혹시 이 남자 또 그거 보는 거 아냐?"

텔레비전에서 아내가 즐겨보던 드라마가 끝나고 양팔을 펴며 기지개를 하던 아내는 서재로 다가갔다. 예전처럼 서재 문을 소리 나게 열면 남편이 컴퓨터 모니터를 급하게 끌 게 뻔하기 때문에 이번에야말로 들키지 않고 들어갈 생각을 했다. 하지만, 발걸음을 줄여 소리가 안 나게 걸은 건 혹시라도 남편의 책 읽기에 방해가 되지 않을까 배려하는 마음에서였다.

서재 문을 소리 안 나게 살짝 연 아내의 눈에 남편의 모습이 들어왔다. 남편은 서재에 아내가 들어온 지도 모르는 것 같았다. 남편은 책상 위에 놓인 책을 보며 이따금 고개가 아픈지 뒷목을 주무르곤 했다.

"아니, 갑자기 승진시험 이야기가 나올 게 뭐야? 올해 하반기엔 공채도 있고 내년 초에나 승진 시험일 텐데. 이러다가 내 뇌세포 다 죽는 거 아닌가 몰라. 스트레스에 시험 압박에 뇌세포가 살아남겠어? 30살 넘으면 그렇잖아도 매일 10만 개씩 세포가 죽는다는데. 아닌가? 이렇게 공부하다간 진짜 내 뇌에 주름이 많아지는 거 아냐? 아인쉬타인 뇌처럼 공부 많이 해서 주름도 쭈글쭈글해지고. 에휴, 모르겠다. 졸려 죽겠는데. 일단 걱정이 되니까 할 만큼은 하고 자야지."

아내가 남편 뒤로 다가가서 뒷목을 주물러준 건 남편이 다시 책을 보다가 고개를 뒤로 젖혔을 때였다.

"내가 해줄게."

아내는 남편의 어깨를 주무르기 시작했다. 어깨 쪽 근육이 딱딱하게 굳은 걸 보면 그동안 스트레스가 만만치 않았음을 알 수 있었다. 아내는 남편의 어깨를 가만히 안았다.

"어? 언제 왔어?"

"고생이 많네, 남편."

"이거? 아무 것도 아냐. 그냥 옛날 생각나서 보는 참고서 같은 거야."

남편은 아내 얼굴을 똑바로 보지 않고 책상 쪽에 엎어둔 참고서 표지를 가리키며 말했다. 아내가 남편 어깨를 툭 치며 말했다.

"내가 뭐 해줄 건 없어? 필요한 거 있으면 언제든 말해."

"응, 그렇게. 아참, 뇌가 똑똑해지는 법 있어? 뇌 세포가 건강한 법?"

아내는 남편의 얼굴을 가만히 바라보다가 눈가에 이슬이 맺힐 것만 같아서 서둘러 말을 꺼냈다.

"뇌세포는 서른 살 넘어서부턴 노화가 시작된다고 봐. 하루에 10만 개씩이나 사라지거든."

"그래? 그럼, 뇌 세포가 너무 빨리 다 죽어버리면 어떻게 해? 새로 생기기도 해?"

"뇌 세포는 죽으면 끝이야. 재생하는 건 없어. 근데, 걱정하지 않아도 되는 게 사람의 일생 동안 사라지는 뇌 세포는 전체 뇌 세포의 2%정도일 뿐이야. 나머지 98%는 멀쩡해."

"나 어렸을 때는 장난을 좋아해서 어른들에게 꿀밤을 많이 맞았는데, 그럼 그때 뇌세포가 많이 죽은 거 아냐?"

"안 그래. 꿀밤 맞는다고 뇌세포가 죽진 않아. 사고 같은 걸로 뇌 일부가 다친다고 해도 나머지 뇌가 다친 뇌가 담당하던 기능을 수행하는 경우가 있어."

"그렇구나. 그럼, 뇌엔 주름이 많은데, 주름이 많으면 더 똑똑한 거야? 주름을 더 많이 만들 순 없을까?"

"주름이 다른 사람보다 더 많다면 신경세포를 많이 갖고 있다고 말할 수 있는데, 더 영리하다가노는 말 못할 거 같아. 뇌 주름엔 신경세포가 약 140억 개 정도가 있는데 각기 하는 일이 다르니까. 뇌 주름을 다 펴게 되면 A4 용지를 4장 펼쳐둔 넓이 정도가 되거든. 뇌 주름은 태어날 때부터 갖고 나오는 거라서 새로 생기거나 하진 않아. 그 대신 머리를 자주 사용하는 일을 하면 신경세포에 시냅스라는 연결고리가 활성화 돼서 머리가 더 좋아지긴 해."

아내가 남편의 어깨를 주무르던 손을 가만히 멈추자 남편이 아내 손을 잡았다.

"힘들지? 그만해. 나 멀쩡해. 하하."

"고집하곤…"

"나 어릴 때 진짜 고집 세단 이야기 많이 들었는데. 곱슬머리에 옹니에 최씨에, 고집 센 조건은 다 갖췄지. 아내님, 혹시 고집 세단 것도 뇌랑 연관이 있을까?"

아내는 남편의 어깨를 주무르며 말을 이었다.

"사람 나이가 들수록 뇌가 수축이 된데. 사람의 기억은 최근과 과거로 나눠서 기억되는데, 최근 기억들이 뇌의 표면에 기억되는 반면에 과거의 기억은 뇌의 안쪽에 기억되는 거야. 그래서, 나이가 들수록 사람들은 새로운 지식이나 기억보다는 과거의 자기 경험에 더욱 의존하게 되는 경우가 생기는 거래."

"아인슈타인은 그럼 어렸을 때부터 똑똑했다는 거네? 그 아저씨는 어릴 때부터 뇌에 주름이 많았던 거야, 게다가 공부도 열심히 해서 나이가 들어도 어릴 때 배운 기억들이 많았던 거지. 근데, 난 어릴 때 공부를 많이 하진 않았는데, 열심히 하려고 하긴 했지만."

아내는 남편의 어깨를 툭 치며 서재 밖으로 나갔다.

"그럼 나 나갈게. 남편 파이팅!"

"응, 나도 열심."

문을 닫고 나온 아내는 서재 쪽 벽에 등을 기대고 잠시 그대로 서 있었다. 그때였다. 서재에서 남편의 목소리가 들렸다.

"편두통 약 좀 갖다 줄래?"

머리가 좋아지는 뇌파 이야기

뇌파란 우리 몸의 두뇌 활동에 따라 생기는 전류를 말한다. 심장의 전파를 말하는 심전도와 같이 뇌의 전파를 말하는 뇌파에 대해 알아두자. 우선, 뇌파는 주파수와 진폭의 차이에 따라 알파(α)파, 베타(β)파, 세타(θ)파, 델타(δ)파로 부른다.

알파(α)파는 8~13Hz 사이에 존재하는 파를 말한다. 주의를 집중하는 상태에서는 진폭이 줄어든다. 뇌의 이완상태를 말하며 편안한 기분을 갖는 상태에서 주의력과 기억력 향상은 물론, 창의력과 집중력이 좋은 상태다.

베타(β)파는 13Hz 이상의 주파수를 말한다. 정상 활동에서 나타나는 뇌파이긴 하나, 스트레스와 초조감을 주는 뇌파로 이로운 것만은 아니다.

세타(θ)파는 뇌파에서 1/8초에서 1/4초 동안 지속되는 뇌파를 말하며, 수면 상태에서 나타나는 뇌파로써 젊은 여성의 경우엔 깨어있을 상태에서도 진폭이 낮은 형태가 나타나기도 한다. 실망에 따른 정서불안일 때 나오는 뇌파다. 어린아이들의 경우, 잠에서 깰 때나 불쾌할 때 등에서 나타난다.

델타(δ)파는 뇌파에서 1/4초보다 길게 지속되는 걸 말하는데 성인의 경우 잠을 잘 때만 나타나며 아기의 경우 깨어있는 상태에서도 나타난다. 간질이나 뇌종양 등의 이상이 있을 때 나타난다.

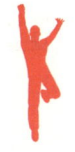

뇌가
아픔을 느낀다면

"**편**두통? 남편, 머리 아파? 잠깐만."

아내는 안방으로 들어갔다. 자신의 화장대 앞 서랍에 비상약을 넣어두는 곳에 두통이 있을 때 사용하려고 갖다놓은 진통제가 있었다. 진통제를 찾아든 아내는 다시 서재로 갔다.

"여기."

"응, 고마워. 역시 아내 밖에 없네."

"많이 아파? 심한 거 아냐? 두통 심하면 병원 가자. 병원 가서 진찰 받아야 해."

"아냐, 스트레스 받거나 그러면 조금 있다가 사라져. 괜찮아."

"알았어, 우선 진통제 이거 먹어보고 그래도 가라앉지 않으면 빨리 얘기해야 해? 응?"

"네, 알았어요. 아내님."

남편은 아내가 가져온 쟁반에서 물컵과 진통제를 집었다. 물 한 모금을 입에 넣고 진통제 알약을 입에 넣어 삼켰다. 컵에는 물이 반쯤 남았다. 남편은 다시 책상을 마주하고 돌아앉았다. 아내는 아직 나가지 않고 남편 곁에 앉아 있었다. 오늘 저녁은 남편이 너무 걱정스러운 아내의 마음 이었다.

"생각해 봤는데."

남편이 아내에게 말을 걸었다.

"응."

"권투 선수들은 머리가 나쁠 거 같아."

"왜?"

"계속 머리를 맞으니까 뇌세포가 죽을 거 아냐? 어딘가 조사에 보면, 실제로 권투선수들 뇌세포가 손상된다고 하잖아?"

"뇌 세포는 때려서 죽진 않는데, 물론 심하게 맞거나 계속 충격을 가하면 좋진 않지. 하지만, 뇌세포는 때리는 것보다도 공기가 전달되지 않으면 살기가 힘들어."

"공기?"

"응. 사람이 숨을 안 쉬면 뇌세포가 죽어. 요즘 어린이들 보면 숨 참기 놀이 같은 것도 하나본데 그런 거 하면 안 좋아. 뇌세포가 죽으면 한창 성장기에 어린이들이 두뇌 발달에 안 좋거든."

남편은 책상 앞에서 자기 머리를 이쪽저쪽 만져봤다. 참고서를 펼쳐 놓고 인터넷을 통해 인터넷강의를 듣던 중이었다. 잠시 화면을 멈춰두고 자기 머리를 만져보던 남편이 아내를 바라봤다.

"이제 편두통은 사라졌어. 고마워."

"이젠 괜찮아? 근데 편두통 같은 거 자주 반복되면 좋은 거 아니니까 다음에 또 편두통 생기면 그때는 나랑 꼭 병원 같이 간다고 약속해 줘."

"알았어요, 아내님. 약속."

"약속했다?"

남편은 아내의 성화에 못 이기고 새끼손가락을 걸고 약속을 했다. 사실 남편에겐 편두통이란 아주 오래 전, 고등학교 때 대학시험을 준비하면서 생긴 질환이었다. 신경을 많이 쓰거나 스트레스를 받으면 그 날은 어김없이 편두통이 생겼고 그때마다 부모님이 주시는 진통제로 이겨내곤 했다. 대학을 입학하고 편두통이 사라졌다고 생각했는데 얼마 뒤 직장을 잡기 위해 입사시험을 준비하면서 다시 생긴 편두통은 최근에 승진시험을 앞두고 다시 생긴 터였다.

"아내님, 근데 머리는 왜 아파? 뇌는 통증을 모른다고 했는데 말이지."

"우리가 몸을 건드리거나 꼬집는 거 같은 행동을 하면 그 통증이 뇌에 전달되어 아픔을 느끼는 거지만 실제 뇌에는 감각을 느끼는 곳이 없어. 그래서 뇌는 아픔을 느끼지 못해. 얼마 전에 남편이 나한테 보여준 거 있잖아? 머리 정수리에 스마트폰 올려둔 거. 그것도 뇌에 감각이 없기 때문에 진동을 모른 거거든."

"그래도 참 이상해. 몸에 통증을 느끼게 해주는 뇌인데, 정작 뇌에는 감각을 느낄 곳이 없다는 게 쉽게 이해가 되질 않아."

"이해를 하기보다는 있는 그대로 받아들여야지. 오늘 남편이 편두통이 생겼다고 하는 건 두개골을 감싸고 잇는 두피 주변에 혈관에서 생긴 통증이거든. 뇌에선 생긴 통증은 아냐."

"그렇긴 한데, 우린 보통 '머리 아파'라고 하잖아. 머리가 아프다? 뇌가 아프다 이게 혼동되는 거 같아."

"응. 우리 남편 역시 스마트!"

아내는 남편을 향해 엄지손가락을 치켜세웠다. 남편은 어깨를 으쓱 해 보이며 아내를 향해 윙크를 했다.

잠시 후, 아내는 남편 옆에서 책을 보고 있었고 남편은 책상에 펼친 참고서를 보던 중이었다. 남편이 다시 아내를 돌아봤다.

"만약에, 만약에 말이지. 뇌에 통증을 느끼는 곳이 있었다면 어떤 일이 생겼을까?"

"남편 말대로, 뇌가 아픔을 느끼는 통증이 있다면 사람의 모든 행동에 대해서 스트레스를 받거나 하면 뇌가 그때마다 엄청 아플거야. 생각해 봐. 뇌가 하는 일이 엄청 많은데 그 모든 일을 다 하는 동안 뇌가 바쁠 거 아냐? 그럼 얼마나 힘들고 그 여파가 통증으로 오겠지. 뇌에 통증을 느끼게 해주는 곳이 없는 게 사람으로서 천만 다행인 거 같아."

아내의 말에 고개를 끄덕이며 돌아 앉아던 남편이 다시 아내를 쳐다봤다.

"근데, 나 생각해보니까, 스트레스 받을 때 말고도 머리가 아팠던 거 같아."

"어? 진짜? 언제?"

"아이스크림 먹을 때. 아이스크림 먹을 때 진짜 머리가 아픈 거야, 그건 왜 그럴까? 머리에 두피에 혈관에 영향을 주는 걸까? 그건 아닌 거 같은데, 몸 안에 차가운 게 들어가서 그런 거 같긴 한데, 왜 머리가 아프지?"

TIP

뇌혈관질환의 원인은 스트레스

날씨가 추워지거나 추웠다가 갑자기 따뜻해질 때 뇌혈관질환을 걱정하는 사람들이 많다. 외부 온도가 급격하게 차이가 많이 날 경우 몸의 긴장상태에 따라 뇌에 무리가 가게 되어 뇌혈관에 이상이 생기는 위험이 있어서 그렇다. 우리 몸의 머리는 가장 열이 많은 곳인 동시에 열에 취약한 곳이기도 하다. 겨울에 모자를 써서 온도를 보호해주는 게 중요한 이유이기도 하다.

뇌혈관질환은 뇌출혈이라고 해서 시력장애에 치매증상까지 동반하는 증세가 있다. 원인은 뇌의 혈관이 터져서 생기는 질환이다. 두통이 생기고 속이 울렁거리며 구토가 생기기도 한다.

또 다른 뇌질환은 뇌 혈관이 막혀서 생기는 뇌경색이다. 뇌의 혈관에 산소 공급이 안 되면서 뇌 세포가 죽게 되는 증상인데 입이 돌아가거나 안면마비가 되는 증세가 나타난다.

뇌 혈관 장애를 예방하려면 무엇보다도 건강한 생활습관을 유지하고 야채와 채소, 과일 위주의 식습관을 유지하도록 하자. 혈관장애란 결국 지방 섭취와

스트레스 등으로 인해서 혈관이 막히는 증세이므로 지방질이 함유된 음식보다는 혈관 건강에 좋은 음식을 고르도록 하자. 대표적으로 양파, 생선, 솔잎, 마, 종류가 있다.

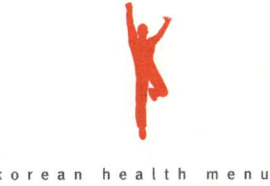

korean health menual

두통은
어디가 아픈 건가요?

아내는 읽던 책을 옆에 내려두고 조금 전 남편이 마시던 물컵을 들었다. 양손으로 컵 주위를 감싸서 어느 정도 차가웠는지 확인한 아내는 컵을 다시 내려놨다.

"아까 찬물 마신 건 아니지?"

"응."

"차가운 얼음을 먹으면 어디로 들어가는지 생각해보면 두통이 생기는 이유를 알 거야. 아이스크림처럼 차가운 게 들어가면 입을 통해 들어가는데 입천장에 닿으면서 머리에 자극을 주는 거거든. 민감한 사람은 찬물을 마실 때도 머리가 아픈 경우도 있어. 특히, 차가운 걸 먹으면 일반적인 편

119

두통이랑 비교해서 아픔이 느껴지는 장소가 다른데 이마 쪽에 앞머리가 아프거나 양눈 옆에 관자놀이 쪽이 아프게 되거든. 어쨌든 그 이유도 차가운 게 들어가면서 뇌혈관을 수축시키면서 나타나는 거라고 볼 수 있지."

남편이 아내에게 물컵을 달라고 팔을 뻗었다. 아내가 건네준 물 컵을 든 남편이 물을 마저 마시고 빈 컵을 아내에게 건넸다.

"그렇구나. 두통이란 게 진짜 알고 보면 우리가 먹는 거랑 연관이 있을 때가 많아."

"응, 그럼. 차가운 걸 먹을 때만 그런 것도 아니고 겨울에 밖에 나갈 때도 그런 기분 알거야. 모자를 쓰지 않고 나가면 따뜻한 곳에 있다가 차가운 공기를 마주하게 되면서 머리에 혈관이 수축하게 되거든. 약간 얼얼한 정도로 느끼는 사람도 있지만 심한 사람은 모자를 안 쓰면 바껜 다니지 못할 정도로 두통이 심하게 오는 사람도 있어."

"그래서 항상?"

"조심 또 조심."

"오케이."

남편을 보던 아내는 공부를 해야 하는 남편에게 방해가 될까봐 컵을 들고 나가려다가 다시 컵을 내려놨다. 그리고, 컴퓨터 앞에 앉은 남편의 뒤로 와서 남편의 머리에 손을 대고 지압을 해주기 시작했다.

"시원해?"

"응. 조금 더 해봐."

"알았어. 조금 더 해줄게."

"아내님! 근데, 스트레스랑 찬 거 먹을 때 빼고 또 어떨 때 머리가 아파?"

"사람이 태어날 때 갖고 있는 뇌세포는 약 1,000억 개 정도인데, 30세가 넘어가면서 하루에 10만 개 씩 사라진다고 했잖아? 그래도 뇌세포가 다 사라지는 거 아닌가 걱정할 필요는 없어. 인간이 평생 동안 사용하는 뇌세포는 기껏해야 10억 개 정도밖에 안 되거든."

아내가 지압을 해주는 동안 머리를 이쪽저쪽 고개를 돌리던 남편이 마침 그때 생각난 듯 말을 이었다.

"우리 회사에 여직원들 중에도 두통이 심하다고 약 먹는 사람들 많아. 20대 여직원들도 머리가 아프데? 그건 왜 그럴까? 식사나 그런 거 때문일까? 내가 보니까 어떤 여직원들은 점심도 굶으면서 다이어트를 심하게 하더라고. 지금도 마른 체형을 더 빼려고 하는 거 보면 여자들이 무섭다니까."

"여자들은 거울 보면서 무슨 생각하는 지 알아?"

"몰라."

"여자들은 거울 보면서 자기가 살 쪘다고 생각하고, 남자들은?"

"남자들은? 아무 생각도 안 할 거 같은데?"

"남자들은 거울 보면서 자기가 이 정도면 잘생겼다고 생각해."

"아, 그래? 하하. 난 또 나만 잘 생긴 줄 알았더니."

아내는 잠시 남편의 머리를 지압하던 손을 멈췄다. 남편이 갑자기 뭔가 생각났는지 웃음을 멈추지 않고 머리를 흔들었기 때문이다.

"요즘엔 스마트폰을 사용하는 사람들이 많아서 더 문제야."

"왜? 나도 쓰는데?"

"스마트폰을 쓰면서 자세가 불편하게 되거든. 엄지손가락만 사용하는 것도 모자라서 고개를 앞으로 쑥 빼고 어깨는 그대로 두면서 마치 거북이 자세를 취하는 사람들이 많잖아? 이게 거북목 증후군이라고 해서 목 근육을 긴장시키게 되는데, 두피 근육에 무리를 주게 되면서 두통의 원인이 되기도 해."

"아, 맞다. 나도 그래. 아내님! 당신 남편도 스마트폰 사용할 때 가끔 그걸 느껴. 어느 순간 보면 내가 거북이인지, 거북이가 나인지 헷갈릴 정도로 목을 길게 빼고 어깨를 잔뜩 움츠린 자세로 스마트폰을 보고 있더라니까."

"지금부터 자세를 고치세요, 남편님."

남편이 아내를 보고 웃었다. 두피에 지압을 다시 시작하려던 아내의 손을 붙잡고 남편은 아내의 눈을 쳐다봤다.

"고마워."

"뭐가?"

"나랑 결혼해줘서."

"새삼스럽게."

"그래도 고마워. 이 말을 꼭 해야겠어."

"우리 남편 두통 생길만 하네? 아내 고마운 줄 아는 거 보니까."

"그렇지? 나 머리 아파서 이런 얘기 하는 건 아냐. 내 마음 알지?"

"몰라. 나 이제 나갈래."

"알았어. 나도 조금만 더 책 보고 나갈게."

"응."

아내는 남편이 마신 빈 컵과 쟁반을 들고 서재에서 나왔다. 좋은 남편이 되기 위해 노력하는 남편을 보며 결혼을 잘했다고 생각한 아내였다. 하지만 남편은 오히려 아내에게 고맙다고 했다. 결혼이란 게 그 의미가 각자의 50%를 버리고 남은 50%만 갖고 둘이 만나서 100%가 되는 거라고 할 때 모든 면에서 부족하고 눈에 차지 않는 게 있을 수 있는데 항상 고맙다고 말해주고 사랑한다고 하는 남편이 더없이 고마운 아내였다.

사실 남편이 매번 놀랄 정도로 아내가 다양한 건강지식을 갖춘 이유는 오래 전 아내가 고등학교에 다닐 무렵으로 어렸을 때부터 예뻐해 주시던 외할머니가 아파서 자리에 눕게 된 이후였다. 평소에 할머니에게 재롱을 피우며 예쁨 받기를 좋아하던 아내는 할머니가 아파서 병원에 입원하자 아내는 할머니를 직접 고치고 싶다는 생각에 다양한 건강 서적을 읽었던 게 계기였다.

당시 아내의 외할머니는 여러 가지 합병증으로 앓아눕게 되었는데 이때 아내가 읽은 건강 서적이 다양했다. 나중에 안 사실이지만 외할머니가 입원한 병원에서 간호를 하며 같은 병실에서 하루를 지내게 된 아내는 잠을 자다가 문득 깨서 엄마와 의사가 하는 말을 들은 기억이 있다.

"환자분 두통은 언제부터였나요?"

의사가 엄마에게 물었다.

"오늘 오전인가 그래요. 그전부터 편두통이고 머리가 아프다는 말씀은 가끔 하셨는데요."

"머리를 다치신 적은 없나요? 겉으론 멀쩡하더라도 뇌혈관 질환이나 뇌진탕으로 두통이 생길 수 있거든요. 간혹 뇌경색으로 오는 두통은 의식

장애나 언어장애, 몸 한 쪽의 마비증상 같은 게 보이면서 같이 진행될 수도 있어요. 환자분의 경우는 아니지만 두개골 내에 압력이 높아지면서 뇌척수액이 샐 경우가 있는데요, 뇌종양이나 뇌염 같은 이유로도 생기게 되는 증상입니다. 어떤 경우라도 빨리 내원하셔서 전문의사의 치료를 받으셔야 해요."

할머니 병실에서 잠을 자던 도중 우연히 듣게 된 할머니의 병세에 당시 여고생이었던 아내는 큰 충격을 받았고, 그 이후로 모든 건강관리에 대해서 책을 읽고 지식을 쌓아두게 되었다. 그리고, 아내가 고등학교를 졸업할 무렵 할머니는 세상을 떠나시게 되었고, 아내는 그 이후로도 건강관리와 각종 병에 대해 공부를 멈추지 않았다.

TIP

운동선수와 소설가는 뇌가 다르다?

운동선수는 머리가 나쁘다? 아니다. 운동선수는 일반인에 비해서도 암산능력과 반응속도, 기억력과 상황대처능력 등 모든 면에서 뇌 움직임이나 반응 속도가 늦지 않다.

이는 뇌의 정보수집 능력과 반응속도에 영향을 받는 것인데 뇌에서 운동신경을 담당하는 대뇌에 신경세포들이 영향을 준다. 뇌의 중추신경에서 생긴 신호가 근육 섬유에 전달되어 이완과 수축작용이 생겨 반응이 이뤄지게 되는 것인데, 운동선수들의 경우 중추신경계의 발달이 다른 이들과 다르다는 걸 알

수 있다.

반면에, 소설가는 창작활동을 하면서 뇌운동을 한다. 이러한 작용 때문에 소설가의 뇌신경 세포는 시냅스가 줄어들지도 않고 시냅스의 단단함이 약화되지도 않는데 이를 통해 치매에 걸릴 위험도 일반인에 비해 줄어든다고 한다.

소설가와 운동선수의 뇌를 비교해보는 것처럼 좌뇌와 우뇌의 발달정도를 비교해서 감성적이니 이성적인지 판단할 수도 있다. 가령, 좌뇌형 인간은 이성적이고 합리적이며 체계적인 면모를 중시하는데, 대표적인 특징으로 감정 억제에 강하며 인정을 중시하고 시간에 예민하며 계획적인 일처리에 현실주의적인 사고방식을 하는 특성이 있다.

반면에 우뇌형 인간은 감성적이며 즉흥적인 동시에 상징적인 면에 중시하는데, 감정의 기복이 심하고 도전을 중시하며 느낌이 중요한 반면에 시간엔 둔감한 편이다.

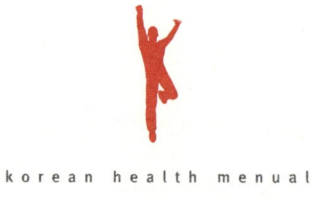

어느 날 갑자기

눈이 침침해요 / 소리가 잘 안 들려요 / 건망증이 생겼어요
편두통이 자주 생겨요 / 새벽잠이 사라졌어요

"**아**내님! 여기 잠깐만 와주세요! 빨리요!"

아내가 주방에 들러 빈 컵과 쟁반을 내려놓고 안방으로 들어가려던 참이었다. 서재에서 남편이 다급하게 부르는 소리가 났다. 남편은 이따금 아내를 '아내'라고 부르거나 '아내님'이라고 부르는데, 그 차이는 남편의 애정 표현의 정도였다. 특별히 아내를 사랑해서 부르는 날엔 '아내님'이라고 했고, 일상적인 대화를 나눌 때는 '아내'라고 불렀다.

하지만, 지금 남편이 '아내님'이라고 부르는 소리가 낯설게 느껴졌다. 방금 전까지 아내가 돌아가신 할머니를 기억하고 있던 탓일까? 남편의 다급한 목소리에 아내는 마치 할머니가 손녀를 부르는 것처럼 들렸다.

126

왜일까?

갑자기 걱정이 된 아내는 부리나케 서재로 들어갔다. 서재 문을 열고 안에 들어서자 마자 남편은 아내에게 대뜸 종이쪽지를 하나 내일었다.

아몬드, 아보카도, 당근, 사과, 아스파라거스, 양배추, 키위, 청어, 자몽, 흰자, 파프리카, 바나나, 검은콩, 석류, 적포도, 자두, 시금치, 딸기, 녹차, 호두, 참치, 연어, 토마토, 두부, 복숭아

"남편, 이게 뭐야?"

남편 얼굴이 기세등등했다. 남편이 부르는 소리에 급하게 달려온 아내는 얼굴도 상기되고 숨도 안 쉬고 달려왔는데 서재 안에 컴퓨터를 보던 남편은 천천히 일어나더니 아내에게 와서 얼굴 앞에 쪽지를 내민 게 전부였다.

"뇌에 좋은 과일."

"응?"

"뇌에 좋은 과일. 나 이거 좀 사줘. 아무래도 머리가 좋아져야 시험 준비도 잘 할 거 같아. 이거 먹으면 뇌의 노화도 막아주고 공부도 잘 되게 해준데."

"누가?"

"인터넷에서… 왜?"

"아휴. 우선 알았어. 남편이 고른 메뉴가 전혀 틀리진 않아. 우리 남편 내가 챙겨줄게."

"오, 예스! 역시 내 아내. 고마워. 이번에 승진 꼭 해서 우리…."

"우리… 뭐?"

"그러게. 승진 잘 해서 생활에 더 보탬이 될게. 보험도 더 들고."

"아휴. 됐어요! 남편님. 일단은 무슨 말인지 알았으니까 하던 거 계속 하세요."

남편이 건넨 쪽지를 받아든 아내는 서재를 나왔다. 거실 소파에 앉아 우선 물 한 모금을 들이켰다. 사실 남편은 큰 잘못이 없었다. 옛 기억 속에서 할머니를 생각하고 고등학생 시절로 돌아간 사람은 아내 자신이었다. 다행이었다. 남편이 아픈 게 아니라 그사이 뇌에 좋은 음식이 뭔지 찾아보고 있었다니 말이다.

아내는 안방에 들어와서 침대에 누웠다. 남편이 준 쪽지는 침대 머리맡 옆에 전등 아래에 뒀다. 내일 아침에 일어나서 주방에 냉장고에 붙여둘 생각이었다. 우선, 침대 머리맡에 둔 이유는 잠들기 전까지 더 좋은 음식이 있는지, 빠진 건 없는지 확인해서 추가하기 위함이었다. 아내가 침대에 누운 지 얼마 되지 않아 서재문 닫는 소리가 났다. 남편이 안방으로 들어왔다.

"자기 벌써 자기야?"

"얼른 주무세요."

아내는 눈을 감은 채 잠을 청한 자세 그대로 대꾸했다.

"아내님은 좋겠어. 잠을 바로 자서."

"응? 남편은?"

"나 사실 잠자려고 누워도 바로 잠이 오진 않아, 새벽녘까지 눈 뜨고

뒤척거린 적 있어."

남편의 말을 들은 아내는 며칠 전 남편이 밤에 잠이 오지 않아서 거실에 나가 TV를 봤다는 이야기가 기억났다. 아내는 남편이 밤에 잠을 못 이룬 게 그날뿐이었던 것으로 생각했지만 오늘 이야기를 들어보니 여러 날, 아니 남편은 자주 불면증에 시달리는 중이었다.

왜 몰랐을까?

아내가 눈을 떴다. 몸을 일으켜 침대에 앉았다. 남편은 아무렇지도 않은 듯 침대 옆에 선 채 창밖을 보며 허리를 이쪽저쪽으로 움직이며 운동 겸 몸을 푸는 중이었다. 아내가 일어난 걸 본 남편은 아차 싶은 표정이었다.

"아, 미안. 우리 아내 잠 못 자라고 말한 건 아닌데."

"아냐, 근데, 남편 불면증 언제부턴데?"

"꽤 됐어."

"기간?"

"음, 한 6개월은 넘었지?"

"진짜?"

"응."

남편은 아내를 보며 미안하다는 표정을 감추지 못했다. 아내에게 걱정을 하게 하려던 것은 아닌데 본의 아니게 아내에게 거짓말을 한 것처럼 된 상황이었다. 아내가 한숨을 쉬었다.

"그런 거 숨기지 말고 아내에게 말해주면 안 돼? 우린 한 몸인 부부잖아? 남편이 불면증에 걸렸다는데 아내가 모른다는 건 맞지 않아."

"알았어. 미안. 쏘리! 나 이렇게 두 팔 들고 벌 설까? 기분 풀어."

"아냐, 남편. 이리 와서 앉아."

"응."

남편은 아내 곁에 다가와서 침대에 걸터앉았다. 아내도 남편을 바라보고 마주 앉았다.

"불면증에 시달리는 사람들이 많아. 남편도 스트레스 때문인 것 같아. 내 주위에 친구들도 보면 대학 졸업 후에 직장에 취직도 못하고 여러 해 동안 취업준비생으로 살아가는 경우가 있는데, 그 친구들 대다수가 불면증에 엄청 시달려. 대부분 새벽3시, 4시까지도 잠을 못 잔데. 걱정하다가. 그래서, 어떤 친구는 캔 맥주인가? 그거 한 개 씩을 꼭 먹어야 잠을 자는 게 가능하데."

"스트레스구나. 그렇게 스트레스가 무서워. 사실 혼자만의 고민이잖아?"

"…."

"물론, 난 그런 것만은 아니고, 그냥 불면증이 버릇이 된 건지, 어느 순간부터 잠을 일찍 못 자겠어."

아내는 남편 손을 잡았다.

"양파나 생강을 썰어 잠잘 때 머리맡에 두면 그 향기가 수면에 도움 된다는 얘기도 있어. 하지만 사람마다 다를 수 있으니까 그건 하지 말고, 스트레스를 받지 말아야 하는데 무엇보다 좋은 게 운동이야. 남편도 내일부터 당장 회사에서 점심시간에 헬스클럽에 다녀와. 헬스클럽엔 일주일에 2~3회 정도만 운동 하는 거야, 매일 매일 가는 거 아냐. 매일 헬스클럽 가서 운동하면 몸살 나고 사람 몸 지쳐서 쓰러져. 몸살 걸리는 사람도 많고."

"응, 알았어. 내일부터 운동."

"그래. 나도 뇌에 좋은 음식, 이거 준비해서 남편 도울게."

"괜찮아, 잠 그 까짓 거 좀 적게 자면 어때? 나처럼 건강한 사람들은 괜찮아."

아내는 남편 손을 더 꼭 힘을 줘서 잡았다.

"그런 말 하지 말고. 잠은 빚쟁이란 이야기가 있어."

"빚쟁이?"

"응. 잠을 평소에 충분히 안 자면 나중에 꼭 받으러 온다는 거야. 몸살이 나든 감기에 걸리든 몸이 상태가 안 좋아진다는 뜻이야."

"아, 그래?"

"응. 사람들이 잠을 자는 이유는 몸의 치유를 위해서 그런 것도 있거든. 잠을 자는 동안 몸속에선 나쁜 병균을 없애고 몸을 회복시키는 활동이 이뤄지니까."

"알았어. 오케이! 이제 자자."

남편은 아내와 잡은 손을 그대로 잡은 상태로 침대 위로 올라왔다. 그리고, 아내 곁에 누워서 잠을 청했다. 아내도 남편 곁에 누웠다. 얼마나 지났을까? 남편이 다시 몸을 일으켰다.

"근데, 아까 그 뇌에 좋은 음식 말이야."

"응."

"우리 회사 이사님이 아까 전화가 와서 들은 건데, 뇌의 노화엔 그게 좋데."

"이사님이 왜?"

"이사님도 이번에 승진 시험 보셔야 하거든. 그래서, 준비 얼마나 했냐고 물어보시면서 답답하다고 하시더라고, 신세한탄 하시는 거 들어드렸는데, 뇌의 노화를 막아주는 음식이 있다면서 알려준 거거든."

"그랬구나?"

남편이 아내를 바라봤다.

"근데, 뇌 세포가 매일 죽는다는 건 알았는데, 뇌는 왜 늙어? 뇌도 나이가 들까? 나는 지금이나 어렸을 때마다 하나도 변하지 않은 거 같은데. 실감이 나질 않아."

"사람이 나이가 들면서 누구나 뇌 노화도 오는 거야. 노안이 온다고 해서 시력이 침침해지거나 귀도 잘 안 들리게 되는 것처럼 같은 거야. 신체 기능이 약해지면서 뇌에서는 기억력도 약해지고 건망증도 생기고, 계산하는 능력도 줄어들게 돼."

"난 아무렇지도 않은 거 같고 변한 게 아무 것도 없는데도?"

"응. 겉으론 잘 표시가 안 나지만, 사람의 뇌는 나이가 들면서 10% 정도 줄어들어. 뇌의 크기가 줄어들면서 피질에 흩어졌던 신경세포들도 탄력을 잃어가면서 꽃이 시든 것처럼 시들시들해진 상태가 되고."

"그래도 내 생각엔 병이 걸리지 않는 한 뇌의 기능엔 크게 상관없지 않을까 해. 건강하다면 뇌의 기능도 건강한 거 아닐까?"

남편의 이야기도 일리가 있었다.

"맞아, 노인이 된 후에 치매나 건망증 같은 질환이 없다면 아마 뇌 기능도 크게 상관없을 거야. 하지만, 노인성 질환이 많다는 점을 염두에 두면 신체의 노화나 뇌의 노화가 동시에 생긴다고 보는 것도 틀린 말은 아닐 거야."

남편은 아까 회사의 이사와 통화한 내용이 기억났다.

"맞아. 그러고 보니까 아까 이사님이 그랬어. 나이가 들어서 혈액순환이 잘 안 되니까 뇌에 피로물질이 쌓이는 것 같다고, 뇌가 노화가 된 거 같다고 그러셨거든. 책을 봐도 기억에 오래 남지 않아서 기억하기도 쉽지 않고, 건망증도 자주 생기는 거 같으시데."

"그 이사님이란 분은 혹시 체중이 많이 나가셔? 비만체형?"

"응."

"운동이나 관리는 안 하시고?"

"그게 사실 필요하다는 건 아시는데 관리하기가 쉽진 않아. 회사에 출근해서 퇴근할 때까지 업무가 많고, 퇴근 시간이 지나면 회식이나 모임이 많으시니까. 주말이나 휴일이라도 골프미팅에 여러 활동을 많이 하셔서, 정작 자기 자신을 위해 건강관리할 시간은 부족한 편이야. 근데 왜? 비만체형이면 문제가 될까?"

남편이 누워서 고개만 돌린 자세로 아내 얼굴을 쳐다봤다. 아내가 고개를 끄덕였다. 남편이 다시 고개를 돌려 정면으로 누웠다.

"그렇구나."

"비만체형은 아무래도 혈액순환에 지장이 있을 수 있고, 심장에 무리가 가거나 뇌혈관에 장애가 될 수 있어."

"어떻게 하지?"

"뇌운동을 해."

"뇌운동? 뇌도 운동을 할 수 있어?"

133

불면증을 이기는 습관

불면증이란 잠을 자더라도 오래 못 자거나 유지하기 어려운 상태를 말하며, 잠을 자더라도 피로가 사라지지 않고 여러 가지 질환이 동반되는 질환을 말한다. 다만, 불면증 진단을 받으려면 이런 증세가 1개월 이상은 지속되어야 하고 다른 요인으로 인한 불면증이 아니어야한다.

무엇보다도 잠자는데 집중해서 어떻게든 잠을 자려고 한다면 더 불면증 증세가 심해질 수 있으므로 생활습관을 규칙적으로 하고, 술과 약물에 의존해서 잠을 자려는 대신 운동을 하거나 반신욕 등의 신체리듬에 영향을 주도록 한다.

불면증에 좋은 생활을 하는 방법으로는 매번 같은 시간대에 일어나기를 반복하도록 하고, 침대에 누워 잠을 기다리기보다는 잠이 올 때만 침대에 눕는 습관을 갖도록 한다. 또한, 저녁 잠을 방해하는 낮잠을 안 자도록 하며, 인터넷이나 스마트폰을 잠들기 1~2시간 전에는 사용하지 않도록 한다.

잠들기 전에 30분 정도 샤워를 하며 식곤증으로 잠들지 않기 위해 잠자기 전 과식은 하지 않도록 한다. 그리고, 잠들기 전에 가벼운 스트레칭 운동을 해주는 것도 도움이 된다.

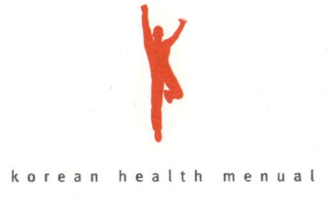

치매 걱정 없는 뇌 운동

"**사**실 요즘 사람들은 나이에 상관없이 뇌 기능에 문제가 생긴데. 디지털 기기가 발달하면서 계산기 같은 거에 의존하다보니까 계산 능력이 떨어지는 거지."

"듣고 보니, 그러네. 나도 간단한 곱하기 같은 것도 계산기부터 찾으니까."

"뇌 운동 해야지?"

남편은 그제야 뇌운동이란 아내의 말을 이해했다. 팔다리 운동이나 허리운동 같은 것처럼 움직이며 근육을 사용하고 혈관 기능이나 산소 공급을 원활하게 해주는 운동도 있지만 뇌 운동은 글자 그대로 뇌를 사용하는 게 운동이었다.

"아내 말 들어보니, 그럼 뇌 운동하려면 계산적인 사람이 되면 좋겠네?"

"계산적인 사람이 아니라, 계산을 자주 하는 사람, 머리로 계산하는, 숫자를 더하고 빼고 나누고 곱하는, 오케이?"

"네. 아내님. 모처럼 장난쳤는데 안 받아주시고."

"남편! 10번 중에 9번은 썰렁 해."

"오케이. 인정. 그럼 이제 8번만 더 썰렁하면 1번은 웃기겠네? 그치?"

"오! 이번 건 인정. 좋았어. 머리 좋은데?"

아내랑 남편은 침대 위에 서로 나란히 누워 키득거렸다. 누가 먼저랄 것도 없이 갑자기 터진 웃음은 쉽게 멈추지 않았다. 그러길 얼마나 지났을까? 아내가 먼저 자세를 바로 하며 천장을 바라보고 누운 자세로 한숨을 고르며 몸을 가지런히 했다.

휴우.

진정.

진정.

아내가 호흡을 고르자 남편도 따라서 마음을 진정시켰다. 남편이 아내를 불렀다.

"아내님, 그럼, 기억력을 높여야하는 건데 어떻게 해야 해?"

"응. 사람 뇌에는 기억력을 담당하는 곳으로 '해마'가 있어. 해마 세포는 기억력을 많이 사용할수록 점점 늘어나는데 반대로 사용 안 하면 안 할수록 크기가 작아지거든."

"그래? 사용하면 자꾸 증가하고 안 쓰면 줄어드는 거네? 진짜 긴장된다. 디지털 기기를 사용하면 할수록 머리가 나빠진다는 게 그럼 사실이잖아?

"어떻게 사용하느냐에 따라 다르겠지만 디지털 기기에 의존하고 머리를 쓰지 않으면 나빠지는 건 맞아."

남편은 몸을 일으켜 머리맡에 스마트폰을 껐다.

"싫어졌어. 스마트폰 때문에 내 뇌가 줄어들고 있다니. 말도 안 돼."

"잘 했어."

"생각해보니까, 진짜 그래. 자료가 필요하면 기억을 하거나 생각해보지도 않고 일단 인터넷 검색을 하려들고, 운전할 때도 예전에 가본 길이고 아는 길인데 내비게이션을 켜는 버릇이 있거든. 나도 어느새 디지털치매 중독이 된 거 아닐까? 진짜 싫은데. 그동안 내 뇌는 뭘 하고 있었지?"

아내는 남편 쪽으로 돌아누우며 눈을 감았다. 아내는 일직 잠자는 버릇을 들였기 덕분인지 매일 같은 시간대에 잠이 들었다. 남편은 아내가 잠드는 걸 확인하고 난 후에 거실에 나가 TV를 보거나 인터넷 게임을 하다가 잠이 들곤 했다.

아내가 졸린 목소리로 말했다.

"남편, 우리 뇌는 모든 경험을 기억한데. 근데, 모든 경험이 기억나지 않는 이유는 기억을 꺼내는 습관을 들이지 않아서 그렇데."

"그래?"

"응. 사람의 뇌가 동시에 기억하는 것들은 7가지가 되는데 기억한다고 해서 영원히 있는 게 아니라 머릿속에 나타나는 시간은 약 18초 정도일

137

BODY 2 — 뇌가 건강해야아침이즐겁다

뿐이래. 7가지를 기억하고 18초 동안 생각하는 거야. 공부를 잘하고 머리가 좋은 사람들은 18초 동안에 7가지 내용에 대해 각각의 방법을 써서 기억 속에 저장하려고 하는데, 이렇게 저장한 기억을 나중에 9시간 이내에 복습하지 않으면 다시 잊어버릴 가능성도 있고. 남편을 학교 다닐 때 만났으면 내가 이거 알려줬을 텐데."

"공부하는 방법?"

"응."

"괜찮아, 난 아내를 만났으니까. 그걸로 최고로 행복해."

"남편님."

"응?"

"고마워."

남편은 아내에게 팔베개를 해줬다. 남편을 향해서 돌아누워 한쪽 팔을 남편 배 위에 올려둔 아내는 남편의 팔을 베개 삼아 편하게 누웠다. 졸음이 들기 바로 직전의 상태에서도 아내는 남편의 이야기를 들어주려고 노력하는 중이었다.

"별말씀을."

"사람의 뇌는 1.4kg이 안되는데 사람에게 필요한 에너지의 25%를 쓴데. 뇌에서 사용하는 산소는 사람이 사용하는 산소량의 20%를 쓰고. 대단하…지… 않…아?"

"아내님. 뇌 운동에 좋은 건 기억력 훈련 같은 거 해도 좋은 건 알겠는데, 그 외에도 뇌를 잘 사용하려면 뭐가 좋을까? 뇌가 소중한데 잘 관리하려면?"

"응…, 스트레스를 만들지 말아야 해. 스트레스! 아주 나빠. 기억력을 조절하는 해마 세포에게도 나쁜 영향을 주거든. 스트레스란 녀석 말이야. 참, 좋은…건 걷기. 걷기운동을 해야해. 하루에 40분 이상! 1시간 정도 걸어주고, 이렇게 일주일에 3회 이상은 걸어주는 거야. 뚜벅뚜벅. 남편님 알겠어요?"

"아, 알겠어요. 아내님 주무세요."

"네……."

남편은 아내의 잠을 더 이상 방해하고 싶지 않았다. 우리 몸에서 가장 소중한 뇌에 대해 앞으로도 중요하게 생각하고 잘 관리해야겠다는 생각이 들었다. 뇌 건강에 대해서도 알게 된 건 소중한 일이었다. 아내의 얼굴을 보던 남편은 갑자기 가슴이 뛰는 걸 느꼈다. 잠자고 있는 아내의 얼굴을 보자 아내의 이마에 뽀뽀를 한 남편은 가슴이 쿵쾅거리는 기분을 좀처럼 억제할 수 없었다.

TIP

팔다리 운동만 하고 뇌운동은 안 하세요?

나이가 들면서 건강에 대한 관심이 부쩍 갖는 사람일지라도 대부분 팔다리와 몸을 위한 운동에 신경 쓰는 반면, 뇌운동에는 잘 모르는 사람들이 있다. 뇌운동이란 정신을 건강하게 해주는 운동으로써 나이가 들면서 뇌가 줄어들며 여러 가지 기억력과 감각신경 장애 등을 수반할 위험성에 대비하여 뇌를 건강하게 오래도록 지키고자 하는 운동이다.

생활 속에서 실천 가능한 뇌운동에는 머리 빗고 칫솔하기 등을 왼손으로 하는 방법, 일상 생활을 눈을 감고 해보는 방법, 사진 보는 습관을 거꾸로 놓고 보는 방법, 항상 새로운 환경에 찾아가서 머물러 보는 방법, 낯선 여행지에서 현지인들과 만남을 가지며 어울리는 방법 등이 좋다.

뇌 운동에서 노화가 진행될수록 새로운 정보를 받아들이는 뇌 기능이 약화되는 것을 막아주는 효과가 있으며 감각이 예민해지는 등, 정신상태를 건강하게 유지하는데 도움이 된다.

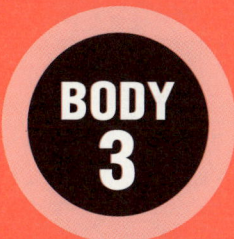

Korean Health Menual

심장은
몸이
살아가는
엔진이다

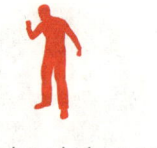

심장의
소리 없는 외침

"좋은 아침!"

아내가 안방에서 허둥지둥 나왔다.

"남편, 늦었지? 나 어떻게 늦잠 잔거지? 알람시계가 왜 안 울린 거야?"

"아냐, 내가 꺼놨어. 아내 자는 모습 예뻐서 오늘 더 자라고."

"안 돼! 아, 미치겠다. 남편님 식사는?"

"여기! 짜잔!"

남편은 어젯밤 내내 아내의 얼굴을 보며 심장 뛰는 기쁨을 맛봤다. 그건 다름 아닌 남자로서 자기가 보호해야할, 자기가 사랑하는 여자가 있다는 걸 확인한데 대한 즐거움이었다. 아내가 아침 일찍 일어나서 매번 남편 아침식사를 차려주는 것에 대한 미안함으로 오늘 만큼은 남편이 직접 아내를 위해 아침식사를 차려줄 생각이었다.

아내는 남편이 차려준 밥상에 눈이 휘둥그레졌다. 냉장고에서 꺼내기만 하면 부족하지 않은 식사가 되도록 평소에도 남편의 식사를 준비해두는 아내였지만 오늘 아침 만큼은 남편의 노력이 보인 탓에 아내는 눈물마저 글썽거렸다.

"남편! 이건 건강에 안 좋고, 저건 아침 식사로는 무리야. 그리고, 여기 이건 당신처럼 뱃살 나오고 운동 적게 하는 사람들에겐 더더욱 아침엔 안 먹는 게 좋아."

남편의 고마움은 아내를 충분히 감동시켰지만 그렇다고 건강에 도움 안 되는 음식들마저 아내의 시선을 피할 순 없었다. 사실, 전날 밤에 남편은 아내가 잠든 후 너무나도 사랑스러운 아내를 바라보며 오늘 아침 식사를 준비해두려고 계획했는데 냉장고를 뒤져봐도 마땅히 차릴 만한 음식이 없었던 게, 아니 남편 눈에는 안 보이던 게 문제였다.

그래서, 남편은 늦은 밤 시각임에도 불구하고 집을 나가서 근처 편의점에서 일회용 가공식품을 잔뜩 사왔다. 햄버거, 냉동피자, 가공된 족발, 햄, 소시지는 물론 아내가 유럽에 여행가면 나중에 먹고 싶다고 하던 바게트 빵까지 준비했다.

대망의 아침식사를 기대한 날, 기상시각인 오전 6시보다 일찍 5시 30분경에 일어난 남편은 아내가 좀 더 자도록 알람시계를 꺼두고 혼자 주방에서 식사를 차렸던 것이다. 아침식사를 차린다고는 했지만 어제 사다둔 각종 음식을 꺼내서 냉동 음식은 해동하고, 데우기가 필요한 음식은 가스레인지를 돌려 데우는 게 전부였다.

"훌륭한데?"

남편은 식탁 위에 차려진 일회용 음식들의 만찬을 보며 내심 가슴 뿌듯했다. 이제 아내만 깨우면 된다고 생각하고 안방으로 들어가려는데 평소 기상 습관대로 일찍 일어난 아내가 허둥지둥 거실로 나와 버린 것이다.

"응?"

아내가 자기의 마음도 몰라주고 아침에 일찍 일어나서 기껏 차려둔 음식들을 하나둘 식탁 위에서 치우는 걸로 본 남편은 섭섭한 마음도 들었다.

'성의를 봐서라도 그냥 먹지.'

남편 역시 속마음은 섭섭했지만 겉으로 드러내진 않았다. 아내의 얼굴을 보니 분명 남편의 정성에 감동한 건 분명한데 식탁 위에서 음식들을 치우기까지 하는 걸 보면 뭔가 아내가 생각하는 아침식탁의 기준이 있는 건 아닌지 궁금했기 때문이다.

"왜? 이런 음식들은 어디가 안 좋은데?"

"당신 심장이 가끔 빨리 뛸 때가 있지 않아?"

"응. 있어. 어제도 실은."

"어제? 언제?"

"밤에 자려고 할 때. 당신 얼굴 보니까 너무 사랑스러워서."

"…"

"왜에? 그런 얼굴로 쳐다보지 마. 그냥 너무 좋아서 감정을 숨길 수 없었다는, 뭐 그런 거니까."

"남편, 혹시 회사에서도 커피랑 이런 피자, 햄버거 자주 먹어?"

“응. 가끔. 야근할 때나 점심 무렵에 먹지. 회사 직원들도 좋아하고 해서.”

“안 돼!”

남편은 아내를 보며 무슨 문제가 있느냐는 표시로 양쪽 어깨를 들어 보였다. 남편은 회사에서도 직원들과 맛있게 먹는 음식들인데 매번 혼자 먹는 거 같아 미안하기도 했고, 오늘 아침은 그래서 남편이 회사에서 자주 먹던 음식을 아내에게 차려준 건데 아내는 펄쩍 뛴다.

“우리 심장은 250g 정도 되고 4개의 공간으로 나뉜 주먹 만한 크기의 기관이야. 우리 몸에 피를 순환시키는 펌프 같은 거라서 중요하단 말이야. 1분 동안 평균 70번 정도는 줄었다가 커졌다가 하면서 피를 들고 내보내는데 맥박이 한 번 뛰는 거랑 같아. 이때 50cc에서 80cc 정도 되는 피를 동맥으로 내보내게 돼.”

“그…그래. 누가 뭐랬나.”

“남편도 생각해 봐. 심장을 거치면서 깨끗한 혈액이 동맥을 통과하며 산소와 영양소를 온몸에 전달하게 되는데 이와 동시에 각 세포들이 만든 노폐물 찌꺼기를 정맥으로 받아서 교환하게 되는 거야. 하루에 10만 번이 넘는 동작을 하고 10,000cc가 넘는 피를 온몸에 공급하는 건데, 만약 몸에 안 좋은 트랜스 지방이 각종 화학조미료 같은 것들이 심장으로 들어간다고 생각해 봐.”

“그런가. 하지만 사람들 다 잘 먹는데. 그렇게 크게 이상있다고 하는 사람도 없고. 에이, 그러지 말고, 아내님, 오늘만 우리 이거 아침으로 먹자. 응? 응?”

145

아내는 남편을 다시 쳐다봤다. 남편은 갑자기 아내가 무서워졌는지 곧이어 나올 아내의 잔소리를 기대하며 자신도 모르게 심호흡을 했다. 아내가 무슨 말을 하기 전엔 항상 짧은 시간 동안 침묵하는 걸 아는 남편은 아내의 눈빛만 살펴보며 식탁에 앉았다.

"일단 먹자. 응? 알았어. 아내가 치운 건 안 먹을게. 자, 여기 음식을 식겠다. 일단~ 시식! 오케이? 냠냠."

남편은 국그릇과 밥을 보며 식탁 구석에 놓인 바게트 빵 조각을 집으려고 하는데 그 역시 아내가 집어서 식탁 아래로 내려놓자 어쩔 수 없다는 듯이 수저를 들어 국 국물을 떴다.

"아, 시원하다."

"남편님! 식사 맛있게 하시면서 아내 말씀 들으세요?"

"네에~. 아, 맛있다. 역시 한국 사람은 아침엔 밥과 국이야, 그치?"

남편은 어떻게 하든 아내 기분을 맞추려고 애쓰는 모습이었다.

"사람은 자기 심장이지만 심장 운동을 마음대로 조절할 수가 없어. 심장근육은 게다가 지치지도 않고 근력이 떨어지지도 않으면서도 항상 일정하게 뛰는 운동을 하거든. 그럼 이 심장은 어떻게 이런 상태를 유지할수 있을까?"

"어딘가부터 영양을 공급받겠지?"

"맞아. 그게 바로 관상동맥이란 곳이야."

"응? 동맥이 관상을 봐? 관상이 좋고 나쁜 게 있는 거야?"

"…."

의도하지 않았던 아내의 반응에 다시 겸연쩍어진 남편은 애꿎은 밥만

한 수저 가득 펐다. 오늘 아침은 남편의 썰렁한 농담도 통하지 않는 분위기였다.

"남편님, 심장에 영양을 공급하며 그렇게 소중한 관상동맥인데, 만약 관상동맥 혈관이 좁아지거나 노폐물이 쌓이게 되면 어떻게 될까?"

"심장에 무리가 오겠지? 호흡도 가빠지…고. 그럼, 나 어제, 아니, 요즘 들어서 가끔 호흡 가빠지고 그런 게 내 식습관 때문이야? 그런 거구나!"

"응."

아내가 고개를 끄덕였다.

"난 또. 뭔가 좋아하고 사랑스러운 대상을 바라보면 가슴이 뛰는 것 같아서 내가 아직도 젊구나 생각했는데. 난 완전 바보였어."

"이제부터 남편도 이런 음식들은 이제 줄여야 해. 한 번에 확 안 먹으면 좋지만 안 먹으면서 스트레스 받는 거보다는 스스로 조금씩 줄여나가는 거야."

입에 가득 문 밥이 씹기가 곤란했는지 얼른 국 한 수저를 떠서 마신 남편이 고개를 끄덕였다. 아내가 그래도 걱정스런 시선을 거두지 않자 남편은 밥을 입에 문 채로 우걱우걱 씹어가며 미소를 지어보였다. '나 이렇게 밥 좋아하고 잘 먹는데 걱정하지 마'라는 의사 표시였다.

"알았어."

아내는 남편을 마주 바라보며 식탁에 앉았다.

"그리고, 남편님! 다음부턴 부탁인데 알람시계는 *끄지* 말아주고. 응? 밖에서는 남편이 왕이지만 집에서는 누가 왕?"

"아내."

"다시, 누구?"

"아내…님."

"꼭 기억해줘! 집에선 아내가 있으니까 남편은 밖에서 일 마치고 오면 모든 걸 내려놓고 편안하게 쉬면 돼. 아내가 다 알아서 할 테니까. 오케이?"

"오케이!"

남편의 확답을 받고나서야 아내는 수저를 들었다. 아침에 너무 놀란 탓인지 수저를 잡은 손에 힘이 없었다. 까딱했으면 아내의 철칙이 깨지는, 남편에게 아침식사를 차려주지 못하는 아내가 될 뻔 했다는 게 개운치 않았다. 아내는 오늘 당장 알람시계 하나를 더 살 생각을 했다. 남편 모르게 아내만 아는 곳에 두고 두 번 다시 아침에 늦잠 자는 일을 만들지 않겠다고 다짐하는 중이었다.

그때였다. 남편이 아침식사를 거의 다 할 무렵 아내에게 물었다.

"아내님, 근데 나 어떻게 하면 심장을 건강하게 지킬 수 있는지 궁금한데? 문제를 알아야 답을 내는 것처럼 심장이 아픈 이유도 알아야 건강을 지킬 수 있는 것 같아. 응?"

TIP

심장질환 예방하기

심장 관련 질환은 고혈압, 관상동맥질환, 협심증, 심근경색, 허혈성질환, 부정맥, 동맥경화, 뇌졸중 등으로 다양하다. 우리 몸의 혈액을 공급하는 기관으로 평생 쉬지 않고 일하는 제일 중요한 장기이기에 영향을 끼치는 질환도 많다.

심장질환은 태어나면서부터 갖고 있는 선천적인 심장병과 후천적으로 여러 가지 요인에 의해 생기는 후천적인 심장질환이 있다. 선천적인 심장질환으로는 심실중격결손증, 심방중격결손증, 동맥관개존증, 심장판막증 등이 있다.

심장질환을 예방하려면 무어보다도 적정한 체중을 유지하고 식습관을 건강하게 유지하는 게 중요하다. 육류나 가공식품 섭취를 줄이는 게 중요하며 동물성 기름 외에 생선기름이나 식물성 기름을 섭취하도록 한다. 또한, 평소에 항산화성분과 비타민이 풍부한 과일과 야채의 섭취가 중요하므로 꼭 챙기도록 하자.

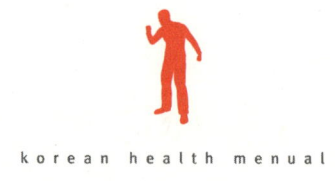

심장병이 뭔가요?

"심장은 암이 안 생기는 곳, 우리 몸의 가장 중요한 기관이잖아. 그래서 사람들은 다른 몸 속 기관의 상태를 건강검진 받으면서 항상 신경 쓰는 것 같으면서도 정작 심장에 대해선 조심하지 않는 경우가 없지 않아."

"맞아 맞아."

"심장병이란 게 진짜 심한 병인데 주로 병이 생기는 곳의 증상들만 알아둬도 좋은 거거든."

아내는 식사를 거의 마치고 빈 밥그릇에 국을 한 수저 떠서 담았다.

"그건 왜 그래? 나도 할래."

아내가 식사를 마치고 빈 밥그릇에 국 국물 한 수저를 떠서 담자 남편도 따라했다. 아내가 하는 일은 뭐든 같이 하려는 남편, 어떨 때 보면 어린 아이 같다가도 한편으론 아내랑 뭐든 맞춰주려는 자상한 면이 느껴져서 아내가 고마워하는 부분이기도 했다.

"이거? 어렸을 때 할머니에게 배웠어. 사람은 식사를 마치고 그릇을 말리면 안 된다 하셨거든."

"말린다? 그냥 그릇에 식사 다 하면 깨끗하게 먹었다고 좋은 거 아닌가?"

"할머니 말씀에 밥그릇은 자기 돈지갑이나 직장 뭐. 하여튼 그런 수입과 같은 건데 밥그릇을 말리면 돈지갑에 돈이 없는 것하고 같으니까 안 좋다고 하시면서 그랬어."

"아, 그러네. 듣고 보니 할머니 말씀이 맞아."

"할머니는 또 식사를 마치게 되면 밥그릇에 물을 부어서 숭늉 대신 마시는 게 좋다고 하셨어. 식사를 마치고 물을 마시는 건 입안을 헹구고 음식물이 우리 몸 속에 잘 넘어가게 하는 효과도 있는 건데, 물을 너무 많이 마시면 오히려 소화에 방해가 될 수 있다고 그러셨거든."

"아, 그래서 이렇게 빈 밥그릇에 물을 부으면 남아있는 음식물도 물에 섞여서 깨끗하게 식사를 하는 효과도 있고, 우리 몸속에서도 같은 음식물이니까 부담이 덜하겠네? 우와!"

남편은 아내를 따라 자기 앞에 놓인 밥그릇에 물을 조금 따라 부었다. 그리고, 수저를 들고 밥그릇 주변에 물을 묻혀서 깨끗하게 닦고, 밥그릇에 남은 물을 숭늉처럼 마셨다.

"심장병이란 일상생활에서 조금만 신경 써서 조심하면 걱정하지 않아도 되는 게 많아."

아내가 식탁에 놓였던 오렌지를 들었다. 껍질을 까고 남은 오렌지 알맹이를 남편 앞에 놓아주며 말했다.

"심장병이라 하면 사람들이 누구나 들어본 적 있을 거야, 심근경색이나 협심증."

"응, 나도 들어봤지. 내 주위에도 회사에 그런 분 계셔. 아침에 출근하려는데 갑자기 심장이 아프고 호흡이 안 돼서 소파에 누웠데. 심장이 오그라드는 기분이었다고 하던데. 그 때 얼마나 놀랐던지 그 이후로는 식사량이나 종류, 운동량도 꼬박꼬박 체크하며 하더라고."

"응. 그래서 심장병은 더 충격이 커. 소리 없이 어느 날 갑자기 찾아오니까."

남편은 아내가 집어준 오렌지 한 조각을 받아 입에 넣었다.

"근데, 심근경색이나 협심증 모두 심장에 관상동맥에서 생기는 병이야."

"그래?"

"심부전이란 것도 있는데, 이 병은 심장에서 몸이 필요로 하는 만큼 혈액을 내보내지 못하는 병이야. 관상동맥 때문에 생기기도 하지만 고혈압 같은 게 원인일 수도 있어."

"심장에 암이 생기지 않는다고 해서 안전하다고만 생각했는데, 심장도 우리가 보호하고 신경써줘야 하는 곳이네."

"응. 그럼. 우리 몸 안에 어느 곳이든 항상 관심을 가져주고 신경써주면 그만큼 건강하다는 거니까."

남편은 오렌지 한 조각을 더 집었다.

"심장이란 곳은 신기해. 우리가 이렇게 얘기하고 대화하는 것도 다 심장 덕분인 거 같은데, 어떻게 보면 제일 열심히 일하는 곳이잖아? 사람이 잠 잘 때도 계속 움직이고 있는 건 심장만 있는 거 같은데?"

"응. 심장이 일을 늦게 하거나 그러면 정상적인 생활이 어렵지."

"마치 회사에서 제일 일을 열심히 하는 뭐 그런 사람들하고 비슷하지 않을까? 나처럼?"

"응. 남편님 멋져!"

오렌지를 거의 다 먹은 뒤였다. 시계를 보니 출근시간도 다가오고 남편은 옷을 갈아입기 위해 안방으로 들어갔다. 남편이 다시 나온 건 정장차림으로 말쑥하게 차려입은 뒤였다. 아내는 거실 소파 옆에서 남편 앞에 서서 넥타이를 매줬다.

"지금은 어때? 지금도 멋져?"

"응. 남편님 항상 멋져."

"그런데, 우리 언제부터 아내님, 남편님 했지? 처음엔 어색했는데 자꾸 부르니까 꽤 정감 있어. 괜찮은데?"

"남편님, 아내님 이란 말, 사람들이 들으면 이상할 텐데, 그래도 우리 부부가 서로 편해서, 그리고 서로 존중해주는 의미로 사용하는 거니까 난 좋아. 남편은?"

"나도 좋지. 당연히. 아내님이 좋은데 남편인 내가 왜 안 좋겠어? 매일 매번 좋지. 엄청."

"고마워."

아내가 매준 넥타이 차림으로 거실 거울 앞에 선 남편은 자신의 모습을 보며 헤어스타일을 바로 잡았다. 귀와 뒷머리를 깔끔하게 짧게 깎은 스타일에 앞머리와 윗머리카락은 어느 정도 볼륨감을 주어 전체적으로 젊고 일 잘하는 30대 회사원 스타일을 고수하는 남편이었다.

"우리 회사 어느 이사님은 그러던데."

거울을 보고 양복 정장 웃옷을 걸친 남편이 아내를 쳐다봤다.

"아침에 출근할 때 아내가 자기 넥타이를 매주는데, 마치 돈 많이 벌어오라고 목을 조르는 기분 같다더라. 하하. 얼마나 힘들고 스트레스 받으면 그러실까? 그분 사실 술자리에서 한번 이야기한 적 있는데, 자기 진짜 꿈은 시인이라고 하셨거든. 여행작가도 하고 싶고."

"멋진 분이시네."

"아내도 그렇게 생각해?"

"그럼. 얼마나 좋아. 여행도 하고 감성적으로 세상을 바라보며 멋지게 살고."

"나도 그럴까? 반대 안 하겠어?"

"반대는 안 해. 우리 남편 하고 싶은 거 다 하면서 살면 좋겠어. 아내인 나도 동의!"

남편은 앞서 선 아내의 어깨를 꼭 안아줬다.

"하하. 거짓말이라도 고마워. 남편 기운 팍팍 살려주는 우리 예쁜 아내. 난 진짜 결혼 잘했다니까! 내가 말은 그렇게 해도 회사를 그만둘 것도 아니고, 미래 계획도 우리 나름의 목표가 잇는데, 쉽게 결정하진 않을 거라는 거 알아서 그런 거야?"

"아니, 진짜야. 난 남편이 하고 싶은 거, 자기 꿈에 도전하면서 멋지게 사는 모습 봐도 행복하겠어."

"네. 네. 아내님의 말씀만 우선 받겠습니다."

"왜? 아닌 거 같아?"

"아니, 진짜인 거 같아. 그래서 가슴이 다시 뛰고 그래서. 아침 출근 길에 너무 가슴 뛰면 안 되잖아? 차분하게 일해야 하는데. 하하."

"가슴 뛴다? 좋은 표현인데?"

남편은 거실에서 현관문 앞에 놓인 구두를 찾아 신었다. 아내가 거울에 붙여둔 하루의 메모도 읽고 오른손 검지손가락으로 자기 얼굴 오른쪽 눈 옆에 관자놀이 부분을 콕콕 치며 입력했다는 표시를 보였다.

"참, 회사에 이사님 계시다고 했지? 아까 그 심장병 겪은 후에 조심하신다는 분."

"응."

"심장병 증세를 미리 알 수 있는 어떤 징후가 없을까? 몸이 어떻게 이상하다든가 저렇다던가 하면 바로 병원가야 하고 조심해야 하는 그런 거."

"응. 있어. 우선 호흡이 곤란하면 심장병 의심해야 해. 특별한 이유가 없는데 갑자기 호흡하기가 쉽지 않다면 심장병 의심해야 해. 그리고, 입맛도 없거나 다리가 무거울 때도 있고 아침엔 괜찮은데 점점 체력고갈이 심해져서 무력감이 들 때, 이러면 심장병 조심해야 해. 남편이 겪었다는 가슴 두근거림도 조심해야할 증상이고, 가장 확실한 증상은 가슴 통증이야."

"가슴통증?"

"응. 가슴 가운데에서 심장을 조이는 것처럼 아픈 통증이 오는데 여기 저기 다른 곳도 아플 경우도 생겨. 일반적으로 20분 정도 넘게 지속되면 심근경색증으로 분류하는데 지체하지 말고 119를 부르거나 빨리 병원에 가야해."

남편은 구두를 신고 현관문을 나섰다. 아내도 신발을 신고 따라나섰다. 엘리베이터를 누른 후 층까지 올라올 동안 잠시 여유가 생겼다.

"진짜 조심해야해. 심장병은 남편인 나도 그렇지만 우리 아내님도 조심해야 해. 응?"

"응, 그럼. 조심 또 조심. 다른 말로? 관심 또 관심."

"오케이."

아내는 남편 모습을 보며 옷에 먼지를 털었다. 남편이 입은 양복의 겉 주머니를 바로 잡아주고 먼지가 묻어 툭툭 손바닥으로 살짝 쳐내는데 남편의 양복 웃옷 주머니에서 종이상자처럼 느껴지는 게 들어있는 걸 알았다.

"잠깐."

"어, 왜?"

"이거 담배네?"

"아, 실은 며칠 전에 승진시험 발표 나고 스트레스가 생겨서 갑자기 구미가 당기더라고. 그냥 사봤어. 피진 않고."

"남편, 스트레스 생기고 그러면 같이 운동도 하고 대화도 더 하고 같이 해결하기로 약속해. 이런 담배 피지 말고."

남편은 아내의 말에 대답을 바로 하지 않았다. 사실 쉬운 일은 아니었다. 지키기 어려운 일에 쉽게 대답하지 않는 남편, 아내는 남편의 이런 성격을 알고 있기 때문에 바로 담배를 끊어라, 담배를 뭐 하러 피냐, 담배 값이 얼만지 아냐 같은 바가지를 긁진 않았다. 믿고 기다려주는 게 가장 좋은 방법이란 걸 아는 아내였다.

"심장병에 제일 안 좋은 게 담배야. 금연해야 하는데. 담배라고 하면 폐에 안 좋은 걸 생각하는 사람들이 많은데 사실 피를 깨끗하게 해주는 심장이 제일 큰 영향을 받아. 혈관을 수축시키기도 하거든. 담배 하나만 끊어도 심장에 영양을 공급하는 관상동맥에 생길 병들을 많이 예방할 수 있어. 고혈압도 조심해야 해. 혈압이 높으면 당연히 심장에 무리가 가잖아? 그래서 그래."

"네에. 알겠습니다요."

아내는 남편을 배웅하며 마지막으로 다시 강조했다. 엘리베이터가 층에 도착해서 문이 열리고 남편이 안으로 탔다. 얼굴에 미소를 가득 담은 남편은 아내를 바라보며 다시 주위를 둘러봤다.

"왜?"

"응, 우리 아내 예뻐서 뽀뽀해주려고."

남편은 주위에 아무도 없는 걸 확인하고 나서 아내 입술에 뽀뽀를 했다.

"이제 출근하세요. 오늘 스트레스 받지 말고, 스트레스 주려는 사람 있거든 다 모아서 그 사람 다시 주는 거 잊지 말고! 응?"

"알았어. 스트레스는 만병의 원인. 오케이!"

엘리베이터 문이 닫히는데 그와 동시에 집 안에서 전화벨이 울렸다.

남편은 회사에 잘 다녀 올 테니 집에 가서 전화를 받으라는 눈짓을 보냈다. 하지만 아내는 조금 뒤에 나중에 전화를 받아도 되니 우선 엘리베이터 닫히면 들어간다고 했다. 그러자, 남편은 양손을 자기 가슴에 대고 하트 모양을 만들어서 아내를 향해 보여줬다.

"아이쿠, 실례합니다. 마침 엘리베이터가 왔네요."

"아… 안녕하세요."

같은 층 맞은 편 호에 사는 사람들이었다. 아빠랑 아들로 보이는 아이가 학교에 가려는지 남편이 탄 엘리베이터에 같이 탔다. 아내는 앞집에서 나온 남자를 보고 인사를 하는 둥 마는 둥 집안으로 들어갔다.

엘리베이터 문이 스르륵 닫혔다. 조용한 엘리베이터 안에서 남편을 빤히 쳐다보던 앞집에 사는 아이는 남편이 방금 아내에게 그려주던 하트 표시 손모양이 궁금했던지 자기도 가슴에 조그만 양손을 대고 하트모양을 그려보려고 애썼다. 그런데, 잘 되지 않자 같이 탄 아빠를 불렀다.

"아빠, 나도 이 아저씨가 한 거 그거 할래."

"엘리베이터에서 조용히 해야지. 다음에 알려줄게."

"왜에! 이 아저씨도 엘리베이터에서 했단 말이야. 나도 그거 할래. 알려줘!"

"어허. 에헴. 아저씨가 이 놈 한다?"

아이는 남편을 쳐다봤다.

"아저씨!"

그때였다. 아이를 데리고 탄 남자가 남편을 바라보며 아이 뒤에서 얼른 가라고 고개를 끄덕이지 않았으면 남편은 그 순진하게만 보이진 않는 아이를 위해 무슨 일을 했을지 모를 상황이었다. 남편은 서둘러 아파트 주차장 쪽으로 달렸고 아이는 아빠로 보이는 남자와 함께 천천히 걸어서 아파트 동 현관문 쪽으로 향했다.

흡.

이른 아침 아파트 단지에는 쏜살같이 단지 사이를 가로질러 주차장으로 향하는 양복 입은 정장차림의 남자가 나타났다가 곧 사라졌다. 잠시 후, 자동차 한 대가 아파트 단지를 스르륵 빠져나가는 모습만 CCTV에 잡히고 그 후로 아무 일도 없었다.

> **TIP**
>
> ## 심근경색, 갑자기 찾아오는 위기
>
> 심근경색이란 글자 그대로 심장근육이 죽은 상태가 되는 걸 말한다. 심장을 작동시키는 혈관에 장애가 생겨서 혈액이 흐르지 않게 되면서 근육이 죽는 것이다. 급성심근경색은 사망률이 50%에 달할 정도로 큰 질병이며 흔히 심장마비라고 부른다.
>
> 심근경색의 증상으로는 가슴통증이 생겨서 몇 시간 지속되는 증세가 나타나며 심장이 조이거나 마비되는 기분이 드는 동시에 구역질과 어지럼증이 생긴다. 심근경색이 나타나면 2시간 이내에 치료를 받는 게 중요하며 늦어도 6시간 이내엔 수술 치료를 받도록 한다.

심근경색과 비슷한 증상으로 협심증이 있을 때 쓰는 약물은 니트로글리세린이며 3분 간격으로 5회 가량 혀 아래에 넣어 통증을 가라앉히도록 한다. 참고로, 협심증이란 심장에 혈액을 공급하는 관상동맥이 좁아지는 증세를 말하며 극심한 스트레스와 격렬한 운동, 섹스가 원인이 되기도 한다.

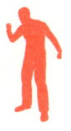

심장에게
좋은 음식

딩 동.

엘리베이터 문이 열렸다. 이른 아침, 출근길에 모인 직원들이 삼삼
오오 무리를 지어 사무실로 출근 중이었다. 엘리베이터 앞에서 만난 같은
부서 직원들은 서로 인사를 나누며 하나둘 사무실로 들어섰다. 이른 아침
부터 이어지는 출근 행렬에 사람들이 몰려 엘리베이터가 인원 초과에 걸
릴 때면 기다렸다가 탑승하기를 거부하고 계단 쪽으로 뛰는 사람들 모습
도 보였다.

"안녕하세요. 좋은 아침입니다."

남편은 자동차 회사 국제영업팀에 근무하는 입사한 지 5년차 되는 과

장 이었다. 이제 곧 차장 진급시험을 앞두고 있었으며 입사를 하고나서 줄곧 국제영업팀에 근무하던 남편은 다음 승진시험에서 통과해야만 부서 책임자가 될 수 있었다.

남편이 평소 출근 시각보다 조금 이른 시각에 사무실에 도착하자 같은 부서 동료들이 인사를 건넸다.

"왜? 어제 부부싸움 했어?"

입사 동기이자 같은 부서에 근무한지 3년째인 이 과장이었다. 이 과장은 남편의 결혼식에도 왔을 만큼 남편과는 스스럼없이 농담도 주고받는 사이였다.

"부부싸움은 무슨? 우리 부부가 부부싸움하면 전 세계 부부들이 아마 다 싸우거나 이혼해야 했을 걸?"

"그래? 하긴. 수고."

이 과장이 남편과 인사말을 나눈 후 자기 자리로 돌아갔다. 남편은 시계를 다시 봤다. 평소 9시까지 출근 시각임을 감안할 때 항상 8시면 출근해서 자리에 앉아있던 김 이사가 안 보였다. 얼마 전 심장질환에 대해 심각하게 고민했던 40대 후반의 김 이사는 자동차 업계에서만 잔뼈가 굵은 영업통 직원이었다.

'오늘은 왜 이사님이 안 보이지?'

09:00시.

아침 업무가 시작되며 회사 내에 적막감이 돌았다. 이따금 컴퓨터 자판을 치는 소리만 들렸고, 업무 전화를 나누는 소리도 개인 블루투스 이어

폰을 사용하며 다른 사람에게 방해가 되지 않을 정도로만 통화하는 분위기였다. 직원들 간 인사는 가벼운 목례 정도로 한정됐다. 부서 간 업무는 이메일을 통해 공유해야 했고, 그 덕분에 직원들끼리 회사 복도에서 마주쳐도 업무에 대한 문의사항이나 질문은 할 필요가 없었다. 직원들은 회사 안에서 철저하게 개인 생활을 할 뿐이었다.

남편이 커피를 가지러 탕비실에 다녀올 때도 김 이사 자리는 여전히 빈 상태였다. 남편은 고개를 갸웃거리며 가져온 커피를 한 모금 마시고 다시 컴퓨터 모니터를 마주했다.

얼마나 지났을까. 점심시간이 다가올 무렵에서야 처리해야할 보고서 작업이 마무리 되었다. 남편은 급하게 작성하던 구매보고서를 마무리해서 다른 부서로 이메일로 서류를 전달한 후에 자리에서 일어섰다. 아침부터 긴장했더니 화장실 다녀오는 걸 깜빡 잊은 상태였다. 남편은 기지개를 펴며 김 이사 자리를 바라봤지만 김 이사는 여전히 부재 중 이었다.

"출근했어? 모두 안녕! 좋은 아침!"

점심식사를 마치고 오후 업무에 들어가기 전에 회사 앞에 모여 이런저런 이야기를 나누고 잇을 때였다. 아침부터 보이지 않던 김 이사가 회사 앞에서 차에서 내려 회사로 들어왔다. 김 이사를 본 직원들이 하나둘 인사를 할 때쯤에야 남편도 김 이사를 발견하고 인사를 했다.

"참, 이따가 잠깐 시간 돼? 우리 잠깐 미팅 좀 할까?"

"네? 네. 바로 올라가겠습니다."

"아냐, 아냐. 이야기 나누던 거 나누고, 나한테는 이따가 1시 30분쯤 회의실에서 보자구."

"네, 이사님. 그럼 이따가 뵙겠습니다."

김 이사는 남편에게 잠시 볼 수 있냐며 시간을 묻고 자기 시계를 보며 약속을 정했다. 그리고, 곧바로 회사로 들어갔다.

"무슨 일이야?"

근처에서 김 이사와 남편을 보던 이 과장이 다가왔다.

"글쎄? 나도 몰라. 잠깐 보자고 하시는데, 이따가 뵈어야지."

"승진인가? 특채 아냐?"

"이 과장! 우리 회사에 하루 이틀 다닌 사람도 아니면서 왜 그래? 특채 있는 거 봤어? 꼬박꼬박 연수 다 채우고 승진연한에 맞춰 시험 봐야하고, 정년 제한 있지만 그것도 능력 있어야 버티고 하는 거 몰라?"

"그래, 알지. 하지만 아까 김 이사님 눈빛이 자네한테 뭘 바라는 눈치던데?"

"나한테? 뭘 바라실 게 있나? 그런 거 없는데?"

오후 업무시간이 돼서야 회사에 나온 김 이사가 남편에게 미팅을 하자는 얘기가 들리면서 이 과장은 연신 궁금한 눈치였다. 그도 그럴 것이 남편 회사에서는 입사 동기 사이 일지 라고 해도 철저하게 경쟁관계를 만들어서 능력을 보인 사람이 먼저 승진하는 구조를 유지하고 있었다. 그래서, 겉으론 친한 척하고 서로 사이좋은 관계로 보이지만 부서 간 경쟁도 심하며 임원진의 누구와 연결이 되어 있느냐에 따라서 승진과 인사고과에 도움을 기대할 수 있는 구조였다.

사회에서 입사하기 위해 경쟁하던 사람들이 같은 회사에 다니면서 또 다른 경쟁이 내몰린 상태라고 봐야 했다. 매일 저녁 퇴근 시간이 되면 "내일 또 봐!"가 덕담이 될 정도로 받아들여진다는 직원들 간 농담이 그저 농담이 아니라 현실로 받아들여지는 곳이었다.

13:30.

똑똑.

남편은 김 이사가 미팅하자고 했던 회의실 앞에 서서 문을 노크했다.

"어, 들어와."

조심스럽게 문을 열고 들어간 회의실 안에는 김 이사 혼자 앉아 있었다. 김 이사는 전자담배를 입에 문 상태로 남편을 맞이했다. 남편에게 자기 앞 의자를 권한 김 이사는 입에 물고 잇던 전자담배를 뺐었다.

"담배 싫어하지? 미안."

"아뇨, 괜찮습니다. 근데, 김 이사님, 전자담배 피우세요?"

"이거라도 입에 물고 있어야 살아갈 것 같으니까 그런 거야."

"네?"

"자네 입사한 지 얼마나 됐지?"

"5년이요. 이번에 차장 승진시험 앞두고 있습니다."

"아, 그런가? 벌써 시간이 그렇게 흘렀네?"

"김 이사님께서 저 뽑아주셨잖아요? 입사 면접 때 면접관이셔서 제가 지금도 기억합니다."

"그렇지. 나도 알지. 내가 10년 뒤에 뭐 할 거냐고 물었을 때 다른 면접자들은 이 회사에 계속 있을 거라고 했는데, 자네만 유일하게 이사를 달지 못하면 나가겠다고 하더만. 응? 하하."

"네. 기억하시네요. 근데 지금은 마음이 바뀌었는데 다시 말씀드려도 되나요?"

"왜에? 바꾸지 마. 그게 좋은 거야."

남편이 회사에 지원했을 때 면접을 보고 높은 점수를 준 사람이 바로 김 이사였다. 남편은 입사 후 3년이 지나고 나서야 그 사실을 알았는데 김 이사는 지금까지 남편을 뽑은 이유를 말하지 않고 있다가 처음 털어놓았다.

"아, 그게 좋은 건가요?"

"그럼. 사람들은 다 속에 없는 말을 많이 하잖아? 인간관계도 속 마음 숨기고 겉으로만 친한 척 하고 그런 거 많아. 회사 생활 이정도 했으면 자네도 알 텐데? 안 그런가?"

"김 이사님 보다야 아직도 새발의 피 정도지만 저도 어느 정도는 익숙해지는 중입니다."

"익숙해지는 중이라. 그게 정확한 표현이긴 한데, 어째 좀 슬픈 이야기네. 회사에 익숙해지지 말고 회사가 자네를 따라가게 만들 순 없는지 그걸 고민해 봐."

"김 이사님 무슨 일 있으세요? 오늘 좀 우울해 보이세요?"

"그래? 자네가 보기에도 그렇게 보여? 그럼, 그게 맞는 거야. 나 오늘 우울해."

김 이사는 남편이 회의실에 들어오자 입에서 빼어 손에 들고 있던 전자담배를 다시 입에 물었다. 우울하다. 김 이사는 남편에게 우울하다고 다시 말했다. 40대 후반, 사회에서 성공한 남자로 인정받는 남자가 우울하다고 했다.

"내가 왜 우울하냐면 말이지. 이 회사에서 근무한 지 10년이 넘었는데 내가 얻은 건 뭔지 알아?"

"이사님이 되셨잖아요? 그거 하고 또 높은 연봉? 그리고, 안정된 직위?"

"그게 얼마나 갈 거라고 보나?"

"네?"

"허허."

김 이사는 오늘 남편을 회의실로 불러서 별다른 이야기를 하려고 했던 게 아니었다. 그저 김 이사와 대화를 나눌 상대가 필요했던 게 전부였다. 물론, 남편도 모르는 바는 아니었다. 김 이사는 회사에서 전무급으로 승진하느냐 아니면 방출되느냐 기로에 선 상황이었다. 그래서, 김 이사와 경쟁 관계인 박 상무, 김 상무는 물론이고 차 이사와 주 상무 쪽에서도 김 이사를 견제하며 일명 '밀어내기'를 하는 중이었다.

'밀어내기'란 정기적인 승진 시험 기간이 되면 새롭게 승진할 직원을 위해 임원급에서 누군가가 밀려나야하는 걸 말하는데 인사고과가 위에서 아래로 직원을 평가하는 거였다면 요즘엔 상향식 인사고과라고 해서 평직원들이 이사의 능력을 평가하는 고과점수가 중요했다.

김 이사는 평소에 아부하는 직원을 혼내고, 자기 일 성실히 하는 직원들을 중용하는 스타일의 간부였는데, 김 이사가 최근 혼낸 직원 중에 김 이사의 상급자인 김 부회장의 자녀가 속했던 사건이 있었다. 김 부회장은 김 이사를 불러 겉으론 '공평하게 혼낼 사람 혼내고 회사일 잘 했다'고 칭찬했지만 후일담으로 들리기로는 부회장실에서 김 부회장이 화내는 소리가 밖으로 들릴 정도였다고 했다. 김 이사를 향해서 역정 내는 김 부회장 앞에서 비서실 직원들이 어찌할 바를 모를 정도였다고 하니 어느 정도였는지 알만 했다.

"요즘 심장이 안 좋아. 아침에 병원에 다녀오던 길이야."

"네. 그래서 늦으셨군요?"

남편도 김 이사의 건강 상태는 알고 있었다. 아내에게도 김 이사의 건강 상태를 얘기하며 심장에 좋은 음식, 뇌에 좋은 음식을 자주 먹기로 했던 기억이다. 그런데, 김 이사는 오늘 아침 병원에 다녀오며 뭔가 안 좋은 이야기를 들었던 듯 했다. 표정이 어두웠다.

"심근경색이 왔어. 아침에."

"네? 어쩌다가요? 김 이사님 지금은요? 병원에 계셔야 하는 거 아니세요?"

남편 목소리가 커졌다. 김 이사는 입에 전자담배를 문 상태로 자신의 오른손을 들어 검지손가락을 입술에 댔다. 조용히 하라는 의미였다.

"아침에 출근하려는데 갑자기 가슴 가운데가 행주 짜듯이 아프더라고. 그래서, 이게 뭐가 잘못된 거다 생각했는데, 숨이 점점 가빠지고, 호흡할 수 있는 공간이 점점 작아지는 거야. 공기 든 풍선에서 구멍을 내면 공기가 빠져나가면서 풍선이 점점 작아지는 거 알지? 내 가슴이 그렇게 되는 느낌이었어."

"가족분들은요? 사모님이나 자제분들은 빨리 병원에 가시라고 하시죠?"

"우리 가족 미국에 있잖아. 아이들은 미국에서 대학 다니고, 아내는 아이들 뒷바라지하러 같이 갔고."

"그럼 김 이사님 댁에는 혼자 계세요? 일 도와주시는 아주머니도 안 계세요?"

"있지. 하지만 일 도와주시는 분은 아침 9시는 되어야 출근하셔. 그리고, 내가 퇴근해서 집에 가기 전에 오후 5시쯤엔 귀가하시고."

"세상에. 진짜 큰 일 날 뻔 하셨네요?"

"오늘 이렇게 자네 얼굴 못 볼 뻔 했지. 하하."

김 이사는 전자담배를 긴 호흡으로 쭉 빨더니 마치 담배연기를 내뿜는 것처럼 다시 입 밖으로 뱉었다. 담배연기처럼 수증기가 전자담배에서 빠져나와 김 이사의 입술 사이로 새어 나왔다.

"병원에 여차저차해서 갔는데, 의사가 그래."

"의사가 뭐라고 하던가요?"

"스트레스 받지 말고, 심장에 좋은 음식 먹으래."

"심장에 좋은 음식이요?"

"응. 스트레스는 지금까지 살아오면서 한순간도 받지 않았던 적이 없으니 그건 힘들 거 같고, 심장에 좋은 음식은 나도 챙기고 싶은데, 왜냐하면 아이들 대학 마칠 때까진 살아남아야 하니까."

"김 이사님, 회사에 말해서 보험 지원 받으시지 그러세요?"

"응? 자네 아직 멀었구먼. 회사에 보험 지원하는 순간 그건 '나 나가겠소' 하는 거랑 같아. 다른 사람들이 내가 아픈 걸 알면 뭐라고 할 거 같아? 저 사람이 아프고 아이들도 대학에 있어서 돈도 많이 들어갈 테니까 저 사람을 승진 시켜주소, 내가 회사에서 나가겠소 할까? 아냐. 아마 얼씨구나 하고 나를 쫓아내려고 할 거야."

김 이사의 말을 사실이었다. 승진시험 기간에는 일주일 간격으로, 아니, 하루만 지나도 빈자리가 눈에 띌 경우가 있었다. 전날 까진 분명히 누군가 근무하던 자리인데 다음 날 출근해보면 빈자리가 된 곳, 그렇게 사람들은 남의 빈자리를 차고 들어가서 회사에 남았다.

김 이사가 건넨 쪽지를 남편이 받았다. 심장에 좋은 음식이라고 빼곡하게 적혀있는 게 보였다.

음료수는 우유, 보리차, 홍차 같은 차 종류와 생과일즙이 좋고, 곡물류에는 쌀은 물론 보리를 비롯해서 소금이 들어가지 않은 곡물이면 괜찮았다. 달걀은 소금만 안 들어가면 상관없는데 비해서 빵 종류는 무조건 금기식품이었다. 참기름 같은 식물성 기름은 상관없지만 동물성 기름은 금물이었고, 과일류는 모든 과일이 괜찮았다. 음식에 양념을 할 경우에도 고춧가루나 후추 같은 천연 재료를 상관없는데, 정리를 해보면 소금 성분을 비롯해서 화학조미료가 들어간 음식은 심장병에 안 좋은 식품으로 금기시되었다.

"어때? 심장에 좋은 음식 뭐가 좋을까? 자네한테만 말하는 거야. 회사에 소문나면 안 되니까 자네가 좀 알아봐 줘."

"네. 김 이사님. 그럴게요. 아무 걱정 마시고요, 우선 몸부터 챙겨주세요."

남편은 회의실을 나왔다. 자리에 돌아와서 앉자 이 과장에게서 메일이 날아왔다.

'무슨 말씀 하셔?'

'아무 일도 아냐. 회사 생활 잘 하라고.'

'거짓말.'

'믿거나 말거나.'

'동기끼리 좀 알려주면 안 돼? 나도 같이 좀 살자.'

'지금도 잘 살잖아? 아무 일도 아냐. 나중에 얘기해. 나 바쁘다.'

"알았어. 나중에 꼭 말해줘."

남편은 김 이사가 건넨 심장에 좋은 음식목록을 보며 피해야할 음식들 먼저 하나씩 골랐다.

"오리, 거위고기, 마가린, 후라이드 치킨 포함해서, 튀김류가 안 좋네. 소금이 들어간 음식도 안 좋고, 콜레스테롤 많은 건 더더욱 안 좋고."

남편은 김 이사의 목록에서 안 좋은 음식을 지웠다. 한 가지 특이한 사항은 심부전 증상이 있을 경우 이뇨제를 사용해서 체내에 수분을 몸 밖으로 내보내게 되는데 이때 생기는 갈증은 무설탕 캔디를 먹는 걸로 해결해야 하는 점이 달랐다. 물을 일부러 내보냈는데 다시 물을 마시면 안 되는 이유였다.

심장병 중에서 특히 심부전 환자의 경우에는 술은 금주를 해야 하며, 카페인이 들어간 음식도 절대 금물이었다. 반면에 물이나 과일주스는 건강을 위해서도 섭취하는 게 좋았다.

정리해보면, 심부전 환자는 나트륨 영양소를 먹을 경우 하루에 티스푼 한 개 정도의 양만 섭취하는 게 좋으며, 소금이 들어간 음식은 모두 금물이므로 소금기가 없는 조미료를 사용하고, 소금 성분이 많은 통조림 음식은 피하는 게 좋지만 꼭 먹어야 할 경우에는 통조림에서 꺼내어 물로 잘 씻으면서 소금기를 제거한 후에 요리하도록 했다.

음식은 튀기지 말고 굽거나 삶아서 먹도록 하며 음식을 조리할 때도 기름 없이 조리하는 습관을 들이도록 해야 좋았다.

남편은 김 이사를 위해 심장병에 좋은 음식조리법을 정리해서 결재서류를 올릴 때 그 안에 넣었다. 남편이 내민 결재판을 받아든 김 이사는 남편이 넣어둔 심장에 좋은 음식 목록을 확인하고 남편에게 미소를 지어보였다.

남편은 김 이사를 위해 자신이 뭔가 했다는 기분이 들어 즐거운 마음으로 자기 자리로 돌아왔다. 입사 면접에서 자기를 믿고 뽑아준 김 이사를 위한 보답을 했다는 생각이 들기도 했다. 남자와 남자 사이에 비밀이 생겼다는 근사한 기분도 들었다.

"뭐가 그렇게 좋아? 결재 받았어?"

그때였다. 이 과장이 오며 남편의 기분은 산산조각이 났다.

"이 과장, 자기는 왜? 뭐가? 응? 자꾸 뭐가 알고 싶은 건데?"

카페인과 니코틴, 더 나쁜 놈은?

카페인은 알칼로이드 성분의 일종으로써 커피, 녹차, 약품이나 음료수 등의 형태로 몸 안에 흡수된다. 카페인은 뇌의 중추신경에 작용하여 피로감을 못 느끼게 하는 효과가 크다. 적당량의 카페인은 몸안에 이뇨작용에 도움이 되어 신진대사를 좋게 해주기도 하는데 몸에 섭취한 이후 1시간 이내에 효과를 내다가 서너 시간 이내에 사라진다.

니코틴은 담배 잎에 함유된 알칼로이드 성분의 일종이다. 니코틴은 심혈관계에 영향을 끼치며 혈압과 맥박을 높이면서 심장 근육에서 산소소비량을 높게 한다. 뿐만 아니라, 혈당을 증가시키고 혈소판을 잘 뭉치게 하는 등의 작용을 하며 몸에 대부분 안 좋은 영향을 주는데, 니코틴이 사람들과 오랜 동안 헤어지지 못하는 이유는 바로 정신적인 안정감을 만들어주기 때문이다. 니코틴이 뇌에 도달하기까진 7초의 시간이 걸리며 몸에 너무 많은 량이 들어가면 구토나 현기증 등을 유발하기도 한다.

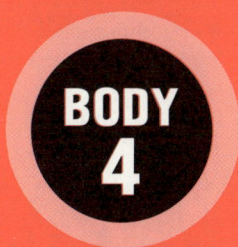

Korean Health Menual

혈관은
사람과
사람도
연결한다

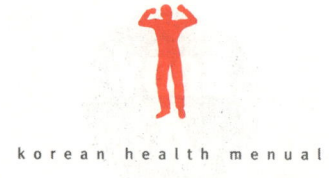

성격 좋은 사람은
혈관도 넓을까?

"**아** 휴, 혈압 올라"
집에 돌아온 남편은 아내를 만난 후에도 쉽게 기분을 풀지 못했
다. 남편 얼굴을 보던 아내는 남편에게 아무 말도 묻지 않고, 주방에서 저
녁식사를 준비하기에 집중했다. 남편과 아내가 같이 살면서 서로 배려해
주기로 한 약속 때문이기도 했지만 평소 남편 성격을 아는 아내는 오늘
회사에서 남편이 겪었을 일을 듣지 않아도 알 수 있었다. 자기 맡은 일 최
선을 다하고, 다른 사람들 배려해주기로 소문난 인격의 남편이 집에 와서
조차 쉽게 기분을 풀지 못할 정도라면 단단히 화가 난 상황이 있었던 터
였다.

"아내님, 고마워."

얼마나 지났을까?

저녁식사를 마치는 동안에도 말 한 마디 없던 남편은 서재에 들어간지 30분 정도 지났을 무렵 다시 거실로 나왔다.

"사실 오늘 기분 나쁜 사람이 있어서 진짜 스트레스 받았는데, 아내님이 나 믿고 그냥 내버려둬서 많이 좋아졌어. 고마워."

아내는 남편의 얼굴을 바라보며 입가에 미소를 지었다. 사실 오늘 남편이 집에 오자마자 평소와 같이 인사를 하려던 아내는 얼굴에 잔뜩 안 좋은 기색이 역력한 남편을 보고 아무 말도 할 수가 없었다. 궁금하기도 했고 물어보고도 싶었지만 남자들의 경우 문제가 생겼을 때 우선 자기 혼자 해결하려는 습성이 있다는 말을 알던 터라 잠자코 기다려주기로 했다.

아내가 읽은 책에서 기억한 문구였다. 여자는 문제가 생기면 우물을 파지만 남자는 문제가 생겼을 때 그걸 안고 동굴로 들어간다는 말이 있다. 여자는 한 가지 문제가 생기는 순간 고민하고 또 고민하며 자꾸 그 고민을 깊게 파고들어가서 끝을 보는 습성이 있는데, 여자들 대다수가 어떤 고민에 대해서 친구들과 얘기하고, 주위 사람들과 얘기하면서 문제에 대한 해답을 찾으려고 한다는 이야기였다.

반면에 남자는 어떤 고민이 생기면 주위 사람들과 의논하기보다는 자기가 혼자 떠안고 동굴로 들어가는데, 그 안에서 스스로 해결책을 생각하고 찾아 혼자 해결하려는 습성이 있다는 얘기였다.

오늘 저녁, 남편은 고민을 들고 온 남자의 얼굴이었고, 서재는 동굴이 되었으며 30여분 정도의 시간은 남자가 고민을 스스로 해결하는데 걸린 시간이었다. 아내는 소파에 앉아서 남편을 곁으로 불렀다. 남편이 아내 옆에 앉았다.

"남편 오늘 많이 속상했나 봐?"

"응, 조금. 인간 같지도 않은 사람이 있어서."

"많이 속상했겠다."

"지금은 나아졌어."

"지금은 나아졌어? 그럼 다행이야."

남편은 소파에 등을 기대고 비스듬하게 앉았다. 아내는 남편 곁으로 와서 어깨에 머리를 기댔다. 남편이 왼팔을 들어 아내의 어깨를 감쌌다. 아내가 남편 품으로 더욱 들어오며 안겼다.

"남편! 근데, 다음에도 고민이 생기면 또 혼자서 고민할 거야? 아내가 보기에 같이 해결해도 좋은데."

"아냐, 다음부턴 혼자 그러지 않을게. 오늘은 갑자기 생긴 일이고 생각이 짧았어. 미안."

아내는 남편 팔에서 몸을 일으켜 남편의 얼굴을 바라봤다. 남편은 아내가 말은 하지 않았지만 이제 자기가 어떻게 해야 하는지, 남편에게 아내가 요구하는 게 뭔지 말하지 않아도 알았다. 아내는 오늘 있었던 일에 대해 남편에게 말하길 '말할 수 있을 만큼만 말해도 좋다'는 메시지를 건네는 중이었다.

"아내도 내가 얘기했던 이사님 알지?"

"응. 기억나. 뇌가 좋아지는 약도 물어보시고, 심장 질환도 생기셨다는 분. 왜 그분이 뭐라고 하셔?"

"아니, 그분 요즘 힘들어. 회사 일에 스트레스를 받으시고, 가족들도 집에 없는데 요즘 회사에서 그 이사님 위치가 위태롭거든. 경쟁이 치열해. 자기에게 말은 안 했지만 며칠 전에 나도 승진 시험 스트레스 때문에 힘들었잖아? 그분에 비하면 차라리 나는 편한 입장이야. 그 정도면 말 다했지."

"회사 일 힘들지? 나도 이해해. 경쟁도 해야 하고, 가족도 지켜야 하고."

"아까 그 이사님 말씀이 충격이었어. 심장이 아픈데 아프다고 얘길 못하는 입장이야. 10년 넘게 충성을 다하고 청춘을 바친 회사인데도 나 아프다고 얘길 못하는 게 말이 안 된다고 여겼어."

"세상에."

"김 이사님 일이 미래의 내 이야기가 아니라고 장담 못 하잖아, 그런 생각을 하면서 마음이 아팠는데."

"응."

"자꾸 어떤 사람이 나한테 물어보는 거야. 김 이사님 무슨 일이냐고. 왠지 김 이사님에게 무슨 일이 생기길 바라는 사람 같았어. 다른 사람의 아픔이 자기에겐 기회라고 생각하는 그런 사람 말이야."

"남편 화났겠다."

"내가 그런 사람 두고 못 보는 성격이잖아."

"맞아, 그 점이 내가 반하게 된 이유기도 하고."

남편은 오늘 있었던 회사의 상황을 기억해내면서 조금씩 얼굴이 붉게 변했다.

"진짜 짜증났겠다. 아까 혈압도 팍 올랐어?"

"응."

"우리 남편 조심해야겠다. 혈압이 오르면 안 좋아."

"그래. 아내님 말대로 할게."

"고마워."

"아내님, 나 혈압 관리하는 방법 좀 알려줘. 나중에라도 조심할래. 같은 실수는 반복하지 않아야 하잖아."

아내는 소피아에서 일어나서 주방으로 갔다.

"우리 사람 몸속에 피는 혈관을 통해서 다니거든. 그 길이가 자그마치 길게는 120,000Km가 되기도 해. 동맥 정맥 모세혈관으로 나뉘는데, 심장에서 나와 몸속 구석구석에 모세혈관을 통해 산소랑 영양을 전달하는 게 동맥이고, 세포에서 나온 노폐물이 모세혈관을 통해 심장으로 다시 들어갈 때 타고 이동하는 게 정맥이야."

남편은 소파에 기댄 채로 왼손을 들어 오른팔 팔뚝 부근을 눌러봤다. 혈압을 잴 때 혈압계를 대던 곳이었다. 주방에 갔던 아내가 딸기를 물에 씻어서 들고 다시 소파로 와서 앉았다. 소파 앞에 테이블에 딸기를 올린 아내는 딸기 한 개를 집어서 남편 입에 넣어줬다.

"혈압을 잴 때는 그래서 동맥에서 재는데 심장에서 피가 혈관을 타고, 동맥으로 나올 때 압력을 재는 건데 80mmHg에서 120mmHg 정도가 보통이야. 심장에서 피가 나와서 몸을 거쳐 다시 심장으로 들어오는 시간은 약 20초 정도 되. 측정하는 위치에 따라 다르지만 말이야."

남편은 딸기를 입에 문 채 자기 팔뚝을 눌러보며 아내에게 말했다.

"신기해. 심장에서 피가 교체된다고 하는데, 우리 몸을 보면 중력이 있잖아, 중력에 영향을 받지 않고 어떻게 계속 몸속을 이동할 수가 있지?”

남편은 딸기를 씹어서 삼키고 아내에게 자기 입을 벌렸다. 하나 더 넣어달라는 표시였다. 아내는 웃으며 딸기 하나를 더 집어 남편 입에 넣었다.

“우리 심장에 판막이란 게 있어. 심장 근육도 있고. 그래서 피가 거꾸로 흐르지 않고 같은 방향으로 계속 펌프질을 하듯이 흐르는 거야.”

“아, 알 것 같아. 한 번 펌프질을 하면 계속 같은 방향으로 흐르는 거야? 그치? 어렸을 때 시골에서 우물을 길어본 적이 있어. 처음엔 아무 것도 없었는데, 펌프질을 하니까 조금 뒤에 물이 콸콸 쏟아지더라. 그 다음엔 펌프질을 계속 해주지 않아도 어느 정도는 처음에 힘으로 그냥 막 이어서 흐르더라고. 그런 거다, 그치?”

“웅. 비슷해.”

아내는 남편이 딸기를 먹었는지 확인하고 자기도 테이블 위에 놓인 그릇에서 딸기 하나를 집어 입에 넣었다. 남편이 아내를 바라보며 말했다.

“그럼, 진짜 혈관이 좁아지거나 지방 같은 게 쌓이면 큰 일 나겠어. 피가 제대로 흐르지 않을 거고, 심장에 들어가는 피도 문제지만 나오는 피도 혈관 벽이 좁으니까 힘겹게 나올 텐데, 그때 고혈압이 생길 것 같아, 맞아?”

“딩동댕!”

“딸기!”

“슛, 골인.”

남편은 퀴즈 대회에서 정답을 맞힌 어린이처럼 아내를 향해 입을 벌리고 딸기를 넣어달라고 입을 벌렸다. 이에 역시 아내도 남편의 입에 딸기 하나를 넣어줬다.

"고혈압은 유전적 요인도 있어. 하지만 요즘엔 식생활의 변화가 문제가 돼서 후천적인 문제요인도 많아. 가장 큰 문제는 고혈압으로 인해서 다른 병도 생길 수 있다는 건데 뇌에 피가 제대로 흐르지 않을 경우 뇌졸중 같은 큰 병이 생길 수 있으니까 조심해야 해."

아내의 이야기를 듣던 남편이 소파에서 아내의 무릎을 베고 누웠다. 하루 종일 스트레스에 시달렸던 몸이지만 아내랑 같이 있으면서 스트레스가 사라지고 몸이 노곤해지면서 졸음이 밀려왔다.

"아내님, 나 졸려. 근데, 혈압은 항상 똑같아? 아침에 재면 저녁에도 그대로 유지 되는 거야?"

"응? 아니. 혈압은 매번 바뀌는 게 정상이야. 남편이 아까는 앉았다가 지금은 이렇게 눕잖아? 이럴 때도 혈압은 달라져. 누웠다가 일어나면 혈압이 낮아져서 어지러울 수도 있고 그래."

"아깐 진짜 화가 나고 스트레스가 엄청 많았는데, 아내랑 대화하고 이렇게 집에 있으니까 몸이 편안해지고, 모든 게 편안해 보여."

"그래? 그럼 이 자세로 좀 쉬어. 근데 잠은 안방에서 자야해. 알지? 소파는 앉기 위해 만든 거라서 잠 잘 때처럼 사람 몸을 편안하게 해주진 않아. 소파에서 자고 일어나면 몸이 결리고 아무리 오래 자도 안 잔 것 같고 그럴 거야."

"아내님?"

아내의 무릎에 머리를 대고 눈을 감고 잠을 자기 시작하던 남편이 아내를 불렀다.

"나 이렇게 번쩍 안아서 침대로 데려가 주면 안 돼?"

"안 돼. 해주고 싶긴 하지만 힘이 없어."

"하하."

아내 무릎을 베고 누워있던 남편이 다리를 가슴 쪽으로 오므리며 웃음을 터뜨렸다. 아내는 무슨 영문인지 모르는 표정으로 남편을 쳐다봤다.

"고마워. 남편 말 다 받아줘서. 안 되는 거 알지. 그냥 아내가 갑자기 엄마 품처럼 느껴져서 그랬어. 우리 아내 짱!"

"그랬어? 난 또 진짜 해주고 싶었지."

"우리 아내 진짜 천사야, 천사표 아내. 자기 이리 와. 등 좀 보여줘!"

"왜?"

"빨리, 일단 와 보여줘!"

TIP

젊은 사람들도 혈압 때문에 생기는 병 "중풍"

뇌파란 우리 몸의 두뇌 활동에 따라 생기는 전류를 말한다. 심장의 전파를 말하는 심전도와 같이 뇌의 전파를 말하는 뇌파에 대해 알아두자. 우선, 뇌파는 주파수와 진폭의 차이에 따라 알파(α)파, 베타(β)파, 세타(θ)파, 델타(δ)파로 부른다.

알파(α)파는 8~13Hz 사이에 존재하는 파를 말한다. 주의를 집중하는 상태에서는 진폭이 줄어든다. 뇌의 이완상태를 말하며 편안한 기분을 갖는 상태에서 주의력과 기억력 향상은 물론, 창의력과 집중력이 좋은 상태다.

베타(β)파는 13Hz 이상의 주파수를 말한다. 정상 활동에서 나타나는 뇌파이긴 하나, 스트레스와 초조감을 주는 뇌파로 이로운 것만은 아니다.

세타(θ)파는 뇌파에서 1/8초에서 1/4초 동안 지속되는 뇌파를 말하며, 수면 상태에서 나타나는 뇌파로써 젊은 여성의 경우엔 깨어있을 상태에서도 진폭이 낮은 형태가 나타나기도 한다. 실망에 따른 정서불안일 때 나오는 뇌파다. 어린아이들의 경우, 잠에서 깰 때나 불쾌할 때 등에서 나타난다.

델타(δ)파는 뇌파에서 1/4초보다 길게 지속되는 걸 말하는데 성인의 경우 잠을 잘 때만 나타나며 아기의 경우 깨어있는 상태에서도 나타난다. 간질이나 뇌종양 등의 이상이 있을 때 나타난다.

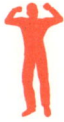

마른 사람은
혈관도 좁나요?

"**없**네?"

아내의 등을 살펴보던 남편이 다시 아내 무릎에 머리를 댔다. 남편에게 등을 보이느라 허리를 숙였던 아내는 허리를 다시 펴고 소파에 등을 기댔다. 남편이 잠을 자려던 줄 알았던 아내는 리모콘을 들고 TV에 전원을 켜려던 중이었다.

"뭐가 없는데? 응? 나 등에 뭐 있어?"

"날개."

"응?"

"천사의 날개가 흔적만 있고, 지금은 안 달려 있어서. 우리 아내 천사 맞아."

"뭐야, 그게?"

아내가 웃음을 터뜨렸다. 남편의 장난을 알아챈 아내는 진짜 천사라도 된 것처럼 허리를 굽혀 등을 구부정하게 만든 다음 날갯짓 흉내를 냈다.

"아냐, 잘 봐. 내가 평소엔 날개를 숨겨두거든. 이렇게 하면 날개가 보일 거야. 얼른 봐."

이번엔 남편이 웃음을 터뜨렸다.

"미안. 우리 아내는 남편의 천사 맞아. 확인 안 해도 돼. 누가 봐도 천사 사인데 뭐하러 확인해? 피곤하기만 하지. 하하."

"남편은 아내가 천사였으면 좋겠어?"

"'천사였으면'이 아니라 아내님을 보면 천사를 보는 거 같아."

"왜?"

"아내님이 천사니까 나 같은 남자하고도 살아주지. 아내 아니면 누가 살아주겠어? 안 그래?"

"으이그. 이 말에 내가 같이 산다. 살아."

남편은 어느새 아내의 무릎을 베고 잠깐 잠을 청한 상태였다. 아내는 남편이 깨지 않도록 TV 전원을 켠 후에도 소리를 최대한 작게 했다.

• • •

아내가 보는 드라마에선 남녀 주인공이 서로 사랑싸움을 벌이는 장면이 나왔다. 서로 사랑하기 시작한 초기 연인이었던 두 남녀는 남자가 여자

186

랑 만나기로 한 장소로 가던 도중 자동차 접촉사고가 생겼는데 상대편 자동차에서 나온 운전자가 바로 예전에 남자가 싫다고 떠나갔던 여자였다.

"어머, 어머."

아내가 TV를 보며 미간에 힘을 주기 시작했다.

드라마 속에서 남자에겐 이미 현재의 연인이 있는데 갑자기 남자 앞에 다시 나타난 옛 연인은 자동차 접촉사고가 난 순간 사실은 남자가 일하던 회사로 가던 길이라고 하며 다시 만남을 시작하자고 얘기하러 왔다고 했다. 남자가 자동차를 수리하러 카센터에 들르고 머뭇거리는 사이 사귀기 시작한 연인이 남자에게 전화하고 카센터로 찾아왔는데 우연히 남자의 옛 연인과 남자가 나누는 이야기를 듣게 된 후에 남자랑 둘이 집에 가면서 벌이는 말다툼이었다.

— 여자는 왜 그래? —

— 뭐가? —

— 아무 것도 아니라고 말 했잖아? 자동차 접촉사고가 난 거고, 수
리를 하러 카센터로 갔을 뿐이고, 난 오로지 너밖에 없다고. 이
게 진실이라고 말이야. —

— 접촉사고가 난 게 자동차인지, 옛 연인과 자기인지 어떻게 알
아? —

"맞아, 맞아. 얘 너 그 남자 아까 눈빛 못 봤지? 옛 연인 만나니까 두 여자 사이에서 즐거워하는 눈빛 있더라. 너 조심해야 해."

아내는 TV 속에 여자에게 조언을 해주는 상황이었다.

    — 남자는 다 그래? 여자면 다 좋아? 많을수록? —

    — 남자가 뭘 그래? 안 그래. 한 여자뿐이야. 여자들 너무 속이 좁
    아. —

    — 여자가 뭐가 좁아? 여자는 안 그래. 남자들이야말로 쩨쩨해서
    속알딱지가 쥐꼬리만 할 거야! 그치? 안 봐도 딱 이네. 여자도
    삐쩍 마른 그런 여자가 뭐가 좋냐? —

    — 말 안 해. —

    — 자기도 삐쩍 마르고, 여자도 삐쩍 마르고. 속이 다 요만할 거야.
    그래서 그래. 잘 해 봐. 둘이. 난 빠질 거야. —

    — 야! 기다려! —

TV 속 남자는 여자를 부르며 차를 세웠다. 그리고, 조수석에 앉았던 여자가 차문을 열고 나가려던 순간 남자는 여자를 붙잡고 얼굴을 돌려 키스를 했다. 드라마는 여기서 끝이었다. 이 두 남녀의 사랑 이야기는 다음 주에 다시 이어진다는 예고가 나왔다.

"아쉽다. 근데 멋있네. 저 남자. 박력 있고."

아내는 어린 남녀의 사랑이 재미있는지 웃음을 지으며 TV 전원을 껐다.

"에휴, 다음 주까지 또 어떻게 기다리냐."

시계를 보니 밤 11시가 거의 다 된 시각이었다. 무릎에서 자는 남편을

188

깨워서 안방 침대로 옮겨야할 때였다. 내일 아침에 일어나려면 지금쯤 잠자리에 들어야 무리 없이 아침 기상 시각에 맞출 수 있었다.

"남편! 남편! 이제 잠 잘 시각이에요."

"마른 사람은 혈관도 좁을까? 비만인 사람은 혈관이 두껍고 넓고?"

"자기 안 잤어?"

"아니, 잤는데. 아까 아내님이 뭐라고 말하면서 막 웃을 때 깬 거 같아."

남편이 소파에 누운 상태로 기지개를 폈다. 스트레스가 풀리면서 갑자기 찾아온 단잠에 피로가 싹 풀린 기색이었다.

"아까 드라마 얘기 얼핏 들으니까 속 좁으면 혈관도 좁다고 한 거 같은데."

"응? 아냐. 그런 소리 안 했어. 근데, 마음이 좁다고 혈관이 좁다니? 속 좁다는 게 그럼 혈관 좁은 거야? 혈관 중에 좁은 혈관이라면 모세혈관이란 걸 수도 있지만 말이야."

"모세혈관?"

"응."

아내는 소파에서 일어나서 안방으로 들어갔다. 이어서 남편도 거실 불을 끄고 안방에 들어와서 침대에 아내 곁에 누웠다. 아내는 어느새 영양크림을 바른 상태로 이불을 목까지 끌어올려 덮었다.

"동맥이랑 정맥은 우리 몸 구석구석에 가면서 점점 작아지는데 여기서 모세혈관으로 나뉘고 모세혈관이 각 세포랑 연결되어 산소랑 영양분을 주고, 세포에서 생긴 이산화탄소하고 노폐물은 받고 하거든. 모세혈관은 그냥 세포야, 근육이나 이런 건 없어. 근데 신기한 게 우리 몸속에 모세혈관 길이를 다 합치면 얼마나 되는지 알아?"

"얼마나 될까? 엄청 길 텐데."

"지구를 몇 바퀴 돌고도 남는데."

"세상에."

남편은 침대 등받이에 기댄 채 실내등을 켰다. 조도를 낮춰서 아내에게 비춰지지 않도록 조절하고, 침대 머리맡에 항상 두고 잠자기 전에 읽는 책을 들었다. 남편이 요즘 읽는 책은 패션디자이너의 에세이였는데, 한국인으로 세계의 패션계에서 역사의 한 획을 새롭게 긋는데 성공한 '빅터리'의 자서전이었다. 세계의 명품 브랜드 대열을 넘어 각 국 사람들이 좋아하는 패션디자이너가 된 한국인 남자의 이야기였다.

남편은 책을 들고 전날까지 읽던 페이지를 펼쳤다. 책을 읽다가 접어두는 걸 싫어하는 남편은 항상 책장 사이에 책갈피를 넣어두는데, 책갈피가 없으면 그 대신 쓸 수 있는 여러 가지 얇은 소품을 활용하곤 했다. 이날 남편이 읽는 책의 페이지 사이엔 5만 원짜리 지폐가 꽂혀 있었다.

이 돈은 전날 잠자기 전에 침대에서 남편이 책을 읽다가 옆에 두면서 지갑에서 꺼낸 돈이었다. 책갈피로 사용하던 5만 원짜리 지폐를 꺼내 지갑에 다시 넣은 남편이 아내에게 물었다.

"모세혈관 지름이 얼마나 되는 거야? 두께 같은 거. 어디든 쏙쏙 들어갈 듯한데."

5만 원짜리 지폐를 지갑에 넣기 전에 손가락 사이에 집힌 지폐의 옆면을 보던 중이었다.

"1/100 mm."

"1 mm도 작은데 거기에 100분의 1?"

"응."

"대단해. 내 몸 속에 그런 게 퍼져 있다니."

"온몸에 있는 건 아냐?"

아내가 남편 쪽으로 누우며 말했다.

"그래? 어디에 없는데?"

"모세혈관은 우리 몸 뼈 속에도 있는데, 눈의 결막, 수정체에 없고, 연골조직에도 없어."

"대단해. 마치 남편이랑 아내 사이하고 같은 거네."

"응?"

아내가 눈을 떴다. 남편이 읽던 책을 다시 옆에 내려놓고 아내를 마주보며 누웠다.

"아내의 모든 곳에, 마음속에도 속속들이 들어간 남편의 사랑이 모세혈관 같지 않아?"

"남편님."

"응?"

"인정. 인정. 그 얘길 거기에 갖다 붙이는 걸 보면 아내인 내가 생각해도 남편 진짜 대단한 남자 같아."

"그래? 그럼 뭐 해줄 건데? 응? 응?"

"피곤해 잘 거야."

아내는 남편이 얼굴을 마주보며 자꾸 무언가를 보채기 시작하자 이내 몸을 반대쪽으로 돌려 돌아누웠다. 남편은 자신의 장난에도 짜증내지 않는 이런 아내의 모습이 귀여웠다. 마치 어린아이가 엄마 아빠가 같이 놀자는 이야기에 투정부리며 졸려하는 모습 같아 보였다.

"잘 자."

남편은 아내의 머리카락을 쓰다듬었다. 아내는 마치 어린아이가 혼자 자기 무섭다고 베개를 들고 아빠 옆에서 자는 것처럼 곤히 잠든 모습이었다. 그 때였다. 남편이 아내의 목에서 뭔가를 발견했다.

"자… 자기! 이게 뭐야?"

+꼴'이란 단어에서 왔다고 하여 '영혼의 생김새'라는 의미를 가졌듯이 눈빛은 영혼의 생김새를 넘어 영혼의 상태를 보여주기 때문이다.

눈빛이 사악하고 잔인함이 느껴지는 사람보다 눈빛이 온화하며 따뜻한 사람 주위에 사람들이 모이는 것과 같은 이치다.

그럼, 눈빛이 느끼하고 여성은 남성을 바라볼 때, 여성이 남성을 바라볼 때 끈적거리는 유혹의 눈빛을 보인다면 어떨까? 그 사람의 영혼도 끈적하지 않을까? 심지어 그 사람의 혈관에는 기름기가 철철 넘쳐서 온몸이 느끼한 사람일까? 물론, 그렇진 않다. 눈빛과 다르게 혈관은 순전히 스트레스성 장애와 식습관에 영향을 받는다. 기름을 많이 먹는다고 성격마저 느끼한 사람이 되지 않는 것처럼 지방 성분 섭취가 많거나 설탕 성분을 즐기는 사람이라면 모를까, 눈빛만으로 그 사람의 혈관까지 느끼하진 않다.

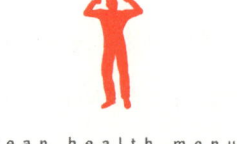

korean health menual

피부 겉으로
혈관이 잘 보이는 사람

"**응**? 왜에?"

아내는 그대로 누운 상태에서 남편이 부르는 소리에 대답했다.
잠결에 하는 대답이어서 그런지 아내의 말소리엔 잠이 흠뻑 묻어 있었다.

"당신 목에."

"내 목에?"

"핏줄이 보여!"

"그래? 괜찮아. 난 또. 그거 이상 없는 거니까 마음 놓으세요."

"근데…, 난? 안 보여. 내 목엔! 내가 이상한 거야?"

아내의 몸이 움찔거렸다. 웃음이 터진 아내였다. 잠이 막 오기 시작하면서 달콤한 잠결에 취했던 아내가 남편의 질문에 잠이 확 달아나게 하는 웃음이 터졌다.

"어휴, 진짜 못 말려. 남편, 아내랑 얘기하고 싶어?"

아내가 돌아누워 남편을 바라봤다. 이불을 목까지 끌어올린 자세는 그대로였다. 이불 위로 아내 얼굴이 쏙 나온 모습이었다. 남편은 아내의 얼굴이 예쁘게 생긴 고양이를 닮았다고 생각한 것도 그 순간이었다.

"응? 아니. 아내 먼저 자면 남편은 할 게 없어서."

"내 목에 혈관보이는 거, 그런 걸 왜 갑자기 이 순간에 얘길 하냐? 빵 터졌어."

"히히."

"남편 목 보여줘."

아내는 남편이 내민 목 주위를 살폈다. 손가락으로 살을 눌러보기도 하고, 스마트폰 화면을 확대하듯 두 손가락을 사용해서 목의 피부에 대고 넓게 벌려보기도 하던 아내는 자신의 팔을 다시 이불 속으로 쏙 집어넣었다.

"피부가 투명한 아내랑 피부가 거칠고 투박한 남편이 다를 게 없어"

"사실 나 헌혈 같은 거 내키지 않아하는 이유도 내 혈관이 찾기 힘들어서 그런 거거든. 간호사들이 내 몸 여기저기를 혈관 찾는다고 꽉꽉 찌른다니까. 어떤 간호사는 나한테 태닝 했냐 하던데."

"혈관이 보인다는 게 건강하고 좋은 것만은 아닌데."

"그래! 내 말이. 바로 그거야."

"목욕을 하다보면 손가락이 쭈글쭈글 하게 되는데, 탕에 있다가 씻으러 나오면 이렇게 되는 거거든. 이건 우리 몸에 체온을 밖으로 빼앗기지 않으려고 혈관이 수축해서 그런 거야. 다시 뜨거운 탕에 들어가면 손가락 피부가 원래 상태로 돌아오고."

"아, 그래서 사람들이 뜨거운 물, 찬물을 왔다 갔다 하는 거야? 혈관을 줄였다 늘렸다 하려고?"

"혹시, 남편도 그래?"

"나? 난 안 그래. 그냥 찬물이 싫어서."

"그건 꼭 할 필요는 없어. 사람마다 다르거든. 혈관 벽이 튼튼한 사람은 해도 좋을지 모르지만 혈관 벽이 약하거나 고혈압 같은 거 혈관 질환이 있는 사람들은 안 하는 게 좋아."

남편도 아내를 따라서 이불 속으로 쏙 들어갔다.

"우리 회사에 어떤 직원들은 손가락 끝이 차가운 사람들이 있더라. 겨울에도 그런데 여름에도 장갑 끼는 사람들도 많아. 손이 차가워서 호호 불면서 일하는 사람들도 많고. 왜 그러지?"

"피부 혈관이 수축해서 피가 잘 흐르지 않아서 그럴 수 있어. 에어컨이나 선풍기 바람만 쐬어도 피부가 약한 사람들은 혈관이 수축되면서 차가워질 수 있거든."

"아하, 여름엔 그럼 에어컨 때문인가? 에어컨 안 틀어도 그런 사람들은 없어?"

"부교감신경이라고 있는데, 이게 혈관을 조절하는 거거든. 부교감신경이 안 좋아도 문제가 생길 수 있지.""부교감신경? 어째 부교감이라고 하니까 사이가 멀어지는 느낌이 드는데? 부부 사이엔 그냥 교감신경이라고 하

자. 응? 교감하다 얼마나 좋아?"

남편의 이야기에 아내는 눈을 감으며 킥킥거렸다. 이불 속으로 얼굴을 넣고 웃는 아내를 보던 남편도 이불 속으로 아내를 따라서 들어왔다.

"어우, 왠지 야해."

"부부인데 어때? 근데 부교감신경을 좋게 하려면 어떻게 해?"

"조깅이나 헬스장에서 근육운동 같은 걸 하면 교감신경이 활발해져. 체온이 높아지고 심장 박동 수가 빨라지거든. 이와 반대로 체온을 낮추고 호흡을 천천히 하게 해주는 게 부교감신경을 활성화 시켜주는 건데, 요즘 많이 하는 요가 같은 운동도 도움이 되."

"그래서 다들 요가, 요가 하는구나?"

"남편도 스마트폰 자주 쓰는 거 같은데 요즘 사람들 보면 항상 뭔가에 흥분하고 긴장된 사람들 많잖아. TV랑 라디오, 스마트폰, 컴퓨터 같은 거 많이 보면서 항상 뭔가를 하고 있고 집중된 상태이니까 그게 바로 교감신경이 활발한 상태로 쭉 이어지는 거거든. 심장이 항상 박동 수가 빠르고 해 봐? 심근경색이나 협심증 같은 심장질환이 그래서 유난히 현대인들에게 많은 이유가 될 수도 있어."

"좋은 거야?"

"아니, 당연히 나쁜 거야."

"그럼 어떻게 해야 해?"

"우선 교감신경이 문제가 될 수 있는 병 중에 당뇨나 암이 있다는 걸 중요하게 생각해야 해. 사람들이 스트레스가 쌓이면 백혈구에 영향을 주고 결국 임파구 수를 줄어들게 하거든?"

"임파구? 돌파구 친구인가?"

아내는 다시 입을 다물었다. 남편의 썰렁한 농담이 이번엔 제대로 먹히지 않았다.

"미안."

"임파구는 암세포를 퇴치해주는 건데 우리 몸에 백혈구 안에 있는 거야. 그게 줄어드니까 어떻게 되겠어? 암세포는 사실 우리 몸에 매일 생기는 거거든. 건강할 땐 그걸 백혈구랑 임파구가 없애주지만 스트레스 받고 식생활 나쁘고 하면 암세포가 이기는 거지."

"세상에."

"당뇨는 또 그래. 간이나 췌장 기능이 약화되면서 포도당이 우리 몸에 넘치는 거라고 볼 수 있는데 현대인들이 당뇨가 많은 이유가 스트레스를 받아서란 이야기가 있어."

"스트레스가 왜?"

남편이 아내에게 물었다.

"남편은 스트레스 받으면 어떻게 해?"

"막 이것저것 먹지. 먹는 걸로 스트레스를 풀려고 하는데, 사탕이나 초콜릿도 생각나."

"그거야. 사탕이나 초콜릿을 먹으면 결국 또 몸에 당이 많아지는 거거든."

"뭐야, 그럼? 가뜩이나 간하고 췌장이 약해져서 당이 많아졌는데, 스트레스를 받으니까 또 단 거를 먹게 되고 다시 당이 많아지면서 당뇨가 심해질 수 있는 거네?"

198

"응."

"우아. 진짜 미치겠다. 실은 회사에 다른 이사님들 보면 당뇨를 달고 사시는 분들이 계시거든. 그럼, 교감신경 이게 나빠졌다는 건데. 어떻게 살아야 하지?"

"부교감신경, 이걸 활성화 시켜줘야지."

"어떻게?"

남편은 걱정스런 눈빛으로 아내를 쳐다봤다. 남편은 사실 회사에서 뿐 아니라 주위에 친구들은 물론 많은 사람들에게서 당뇨를 갖고 있다는 얘기를 듣던 터였다. 아내가 남편에게 말했다.

"아이들도 요즘엔 인터넷하고 스마트폰 게임이나 컴퓨터 게임을 많이 하는데, 어른들도 신경 써야 해. 부교감신경을 잘 관리하는 손쉬운 방법은 일찍 자고 일찍 일어나는 거야. 잠자기 전에는 인터넷을 하지 말아야 하고. 부교감 신경은 밤 10시경부터 아침 6시 사이에 활발해지거든. 미지근한 물로 목욕을 하는 것도 좋고, 견과류 같은 음식을 입에서 오래 씹는 것도 방법이 될 수 있어. 침이 많이 생기게 해서 부교감신경이 활발하게 해주거든."

"하나 같이 어려운 건 아니네? 누구나 할 수 있겠어!"

"어려운 건 아냐. 그런데, 어려운 게 아니라서 사람들이 잘 안 해. 그게 문제지."

"아내님….

"네?" "멋지세요!"

"고마워요."

남편은 아내를 끌어안았다. 가벼운 포옹이었지만 그 안엔 아내에 대한 고마움이 절절히 담긴 마음을 전하는 포옹이기도 했다.

"여자 피부랑 남자 피부랑 다를까? 아내 피부는 예쁜데 남편 피부는 왜 이러지?"

아내를 안고 가볍게 포옹해주던 남편이 아내의 얼굴을 바라보며 물었다.

"사람 피부는 보호막 같은 거잖아. 세균으로부터 막아주기도 하고 체온조절도 하고. 참, 남편 그거 알아? 피는 빨간색인데 피부 겉에서 혈관을 보면 파란색 핏줄이 있잖아?"

"맞아. 그건 왜 그러지?"

"아내가 물어봤더니 남편이 다시 물어보네. 뭐 그래?"

"알려줘 봐. 왜 피가 파랗게 보여? 진짜? 나 파충류야? 그런 거야?"

아내가 미간을 찌푸리며 입술을 내밀었다. 남편은 눈을 동그랗게 뜨며 아내의 얼굴을 쳐다보지 않고 다른 곳을 둘러봤다. 남편이 썰렁한 농담을 했을 때, 분위기에 맞지 않을 때 남편과 아내가 보이는 행동이었다.

"아니지. 동맥에 흐르는 피는 밝은 빨강이고, 정맥에 흐르는 피는 약간 짙은 빨강이거든. 그 차이는 산소가 있고 없고의 차이 인데, 하여튼 피부 겉에서 보는 혈관이 파란 이유는 정맥 혈관을 보게 되는 건데 그렇다고 정맥에 흐르는 피가 파란색이 아니라 혈관에 흐르는 피의 짙은 빨강색이 피부를 통과하면서 빨강색은 피부를 통과하질 못하고 파란색만 통과해서 그래."

"신기하다."

"그치?"

아내가 하품을 했다. 평소 잠자던 시각보다 늦은 편이었다. 항상 10시경엔 잠자리에 드는 아내의 아침 기상시각은 정각 6시보다 5분 빠른 5시 55분이었다. 하루는 남편이 아내에게 기상시각을 6시도 아니고 왜 5시 55분으로 하냐고 물었지만 별다른 이유가 없다고 대답하던 아내였다.

알람시계를 6시에 맞춰놓으면 그 시각에 눈을 뜨긴 하겠지만 로봇처럼 정확하게 일어나진 못하니까 그렇고, 5시 55분으로 알람을 맞춰두면 5분 전 6시에 눈을 뜨게 되는데 5분만이라도 침대에 누워서 잠을 다 쫓아내고 6시엔 일어날 수 있어서라고 했다.

남편은 아내의 얼굴을 살펴보며 뭔가 망설이는 모습이었다. 물어봐야 할까 아니면 그냥 입 밖으로 꺼내지 말까 하는 표정이기도 했다. 아내는 남편의 양쪽 뺨에 양손을 대고 얼굴을 돌려서 자기랑 시선을 마주치게 했다.

"뭔데? 궁금한 거 있으면 빨리 말하기."

"아내 피곤한 거 같아서 미안해서 그렇지."

"괜찮아,"

"실은, 멍은 어떻게 사라지는지 궁금해서."

아내는 남편의 이야기를 듣고 입을 약간 벌려 소리를 내는 듯 했다. 정상적으로 소리를 냈으면 '아'라는 발음이 나왔을 테지만 이번에 아내는 '아차'하는 감정을 나타내는 의미로 '아'라는 입모양만 했다.

"멍드는 거."

"응."

"피부에 충격이 가해지면 멍이 들어. 이건 충격을 받은 그 피부 밑에 모세혈관이 터져서 피가 고이는 건데 딱딱한 피는 아니지만 혈관에서 빠져나온 피가 시퍼런 색으로 변하게 되지. 근데, 모세혈관은 스스로 치유되는 기능이 있어서 터진 곳을 원상 복구하게 되는 거고, 모세혈관이 제대로 고쳐지면 피부 밑에 고인 피를 향해서 근처 세포랑 혈관에서 이 피를 녹여버리는 효소를 내보내기 시작해. 결국, 2주 정도 지나면 피가 녹아서 다시 체내로 흡수되고 멍이 사라지게 되는 거야."

"그렇구나, 멍든 데 달걀을 문지르는 이유는 뭘까?"

"멍든 건 모세혈관이 터진 걸 말하고, 멍은 피가 고인 거잖아. 달걀은 차가우니까 피부랑 가까운 모세혈관에 대고 문질러주면 혈관이 수축하겠지? 그럼, 피가 더 나오는 걸 어느 정도 막아줄 거야. 그리고, 피가 고여 멍든 곳을 문질러주면 고여 있는 층이 얇아지면서 피를 녹여주는 효소가 작용하기 쉽게 해주는 거지. 멍이 들었을 때 그래서 달걀을 문질러주면 그냥 두는 것보다는 빨리 멍이 없어질 수 있어."

"…"

"응? 남편? 남편?"

아내는 멍에 대한 이야기를 끝내고 다시 하품을 했다. 눈을 감은 상태로 이야기하던 아내는 밀려오는 잠을 참을 수가 없었다. 남편에게 이제 그만 자야할 시간이라고 말하려던 참이었다. 하지만, 아내가 남편을 불러도 아무 대답이 없었다. 남편은 아내의 이야기를 듣다가 먼저 잠이 든 상태였다.

남편이 잠든 걸 확인한 아내는 이불을 끌어올려 덮은 후 눈을 감았다.

남편이 잠든 모습을 보니 이제 아내도 마음이 놓여 단잠을 잘 수 있을 것 같았다. 하지만 그것도 잠시, 아내는 다시 눈을 떴다.

"아, 화장실."

TIP

백옥 같이 하얀 피부가 미인의 조건일까?

미인의 조건으로 하얀 피부가 된 이유는 대체로 경제 침체기에 일을 해야 하고 돈을 벌어야하는 대다수 여성들에 비해서 밖에 나가 일할 필요가 없는 여자의 상징으로 부귀의 조건에서 시작되었다고 봐야한다. 자외선 차단제나 미백크림조차 변변한 게 없던 시절 논과 밭에서 힘들게 일하는 여성들에 비해 돈 많은 남자친구를 둔 여성들은 밖에 나갈땐 차타고 다니며 집안에 머물며 파티와 각종 취미생활을 즐기는데 열중하면 될 뿐이었기에 피부가 까매질 이유도 없었던 이유다.

그러나, 여름만 되면 태닝을 즐기며 까만 피부 만들기에 열중하는 여성들이 늘어나면서 이제 더 이상 하얀 피부는 미인의 조건이 아니게 되었는데, 피부가 하얘서 실핏줄까지 드러나 보이는 여성보다는 건강하게 구릿빛으로 태닝을 한 여성이 더 아름답다고 보는 사회인식도 생겼으니 말이다.

그러나, 하얀 피부가 더 이상 미인의 조건이 아니라고 해도 흑인 여성들 중에는 하얀 피부에 대한 갈망을 갖고 모든 노력을 기울이는 경우도 많다. 피부에 안 좋으며 피부암을 유발할 수도 있다고 아무리 경고를 해도 표백크림을 바르는데 주저하지 않으며 백인여성 닮아가기에 치중하는 여성들이 많다. 그럼 흑인여성 중에 세계적으로 유명한 가수나 모델은 어떨까? 실은 이들의 광고 사진을 보면 헤어스타일은 곧게 편 생머리 스타일이며 얼굴과 피부톤도 화려한 사진기술의 덕으로 실제 톤보다 밝은 갈색톤으로 처리되는 경우가 많다.

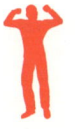

혈관에 좋은 음식

"**잘** 잤어?"
"굿모닝."

남편이 안방에서 나왔다. 아내는 오늘 아침에도 남편보다 먼저 일어나서 식사를 준비 중이었다. 출근준비를 마치고 식탁에 앉은 남편은 선뜻 반찬을 집지 않고 쳐다보면서 뭔가 고르는 중이었다.

"왜? 오늘 아침 입맛이 별로 없어?"

"아니."

"그럼, 왜? 반찬이 마땅하게 없는 사람 같아 보여. 남편이 좋아하는 거 신경 써서 골랐는데?"

"아, 그게 아냐. 나 어제 아내 말 듣고 혈관에 좋은 음식부터 먹을까 하고."

"혈관에 좋은 음식?"

"응. 회사에선 교감신경이 활발해질 테니까 집에서 만큼은 부교감신경에 도움 되는 생활을 해보고 싶어. 그래서 어떤 반찬이 좋을까 잠깐 봤어. 나도 모르게. 반찬가리는 거 같아보였다면 미안해."

남편은 밥그릇 옆에 물 컵을 들어 물을 마셨다. 반쯤 남은 물 컵을 내려놓자 아내는 남편의 물 컵에 다시 물을 따라줬다.

"혈관에 좋은 음식을 고르려면 먼저 혈관을 깨끗하게 해주는 음식을 먹는 게 좋겠지? 피 찌꺼기를 혈전이라고 부르는데 혈전이 별로 안 생기는 음식이면 좋아. 연어나 참치 같은 생선요리면 어때?"

"넵. 연어, 참치조림 확인!"

남편은 식탁 위에서 연어조림과 참치를 집어 들었다. 젓가락 사이에 든 반찬을 바라보던 남편은 입술을 굳게 다물며 마치 '오늘부터 열심히 공부하겠다'고 큰 결심을 한 수험생처럼 다부진 표정을 지으며 반찬을 입에 넣었다.

"그냥 편하게 드세요! 남편님. 보는 아내가 더 긴장되네."

"그래? 히히. 알았어."

남편은 금세 웃음을 띠며 미소를 담은 얼굴로 아내를 쳐다봤다. 수저에 밥을 한 수저 뜨고 먼저 먹은 후 반찬을 집는 남편의 손 움직임이 빨라졌다. 아내는 남편에게 다음 음식을 추천했다.

"삶은 두부하고 청국장이 좋아."

"이건 어디에?"

"브로콜리도!"

남편이 삶은 두부 한 조각을 집어 밥을 뜬 수저 위에 얹었다. 수저를 다시 내려놓은 남편이 청국장을 한 수저 떠서 입에 넣었다. 브로콜리는 삶은 상태라서 초고추장을 조금 찍어 먹었다.

"혈액이 잘 흐르게 해주고, 혈관 벽에도 좋아."

"오케이!"

남편이 맛있게 식사하는 모습을 보던 아내의 입가에 미소가 번졌다.

"천천히 꼭꼭 씹어서 먹기. 침이 많이 나오면 뭐에 좋다고?"

"부교감신경."

"잘 하네?"

"그치? 학교 다닐 때 이렇게 공부했으면, 아니, 아내를 일찍 만났더라면 내가 박사는 몰라도 석사는 땄을 거야."

"다른 음식들도 알려줄까? 오늘 회사에서 점심 식사할 때 선택할 수 있게?"

"응, 그래. 고마워요, 아내님."

"응? 네, 알았어요."

남편은 아내가 해준 아침 음식을 맛있게 식사하는 중이었다. 남편 입맛을 고려해서 매일 아침에 새로 밥과 국을 끓여주는 아내에게 더없이 고마움을 갖는 남편이었다.

"피에 지방 성분을 낮춰주는 음식이 있는데 그건 마늘이나 양파가 좋고, 식이섬유가 많은 김이나 미역은 지방 흡수를 낮춰주고 콜레스테롤 합성도 막아주는 효과가 있어. 우유는 저지방 우유가 좋고 육류 섭취는 야채랑 같이하는 게 좋은데 고기류는 삶거나 쪄서 먹는 게 제일 좋아. 튀기거나 후라이팬에 굽는 건 몸에 안 좋은 지방이 있어서 너무 자주 먹는 건 안 좋고."

"지방이라고 해도 식물성 지방은 괜찮지?"

"아니."

"식물성 지방도 안 좋아? 그건 상관없다고 들은 거 같은데, 아니었나?"

아내는 고개를 저었다. 마침 식사를 마친 남편이 식탁에서 일어나서 안방으로 들어갔다. 양복 웃옷을 입고 나온 남편이 거실에 서서 TV 옆에 거울을 보며 옷매무새를 만졌다.

"식물성 지방이라고 해도 팜유나 코코넛 기름은 포화지방이 많아. 돼지고기 같은 거랑 비교해도 많이 적은 수준이 아니거든. 특히, 마가린 같은 건 생산과정에서 트랜스지방이 생기는 일이 있어. 트랜스 지방은 동맥경화의 원인이 되는 건데, 조심해야 해."

아내가 남편 옆에 와서 넥타이를 다시 매주며 흐트러진 스타일을 바로 보이도록 고쳐줬다.

"우와. 먹을 게 없겠다. 그치?"

남편이 입가에 미소를 지었다. 아내의 추천 음식을 잘 골라서 주의하겠다는 의미였다.

"참, 당신 빵 좋아해? 어제 회사에서 받았는데?"

남편은 어제 퇴근하면서 가져온 쇼핑봉투에서 제과점 빵을 꺼냈다. 아내는 남편이 건넨 빵을 받아들고 소파 옆에 내려놓았다.

"제과점 빵에 쇼트닝이 들어갔는지 먼저 보고. 쇼트닝 만들 때 포화지방 엄청 생기거든."

"포화지방, 동맥경화, 이런 말을 쉽게 해주면 사람들이 건강에 더 신경 쓸 텐데, 그런 생각이 들어. 실은, 남편도 아내 말 자주 들으면서 건강관리에 대해 주의하고 있지만 어떨 때는 용어가 너무 어려워서 잠이 막 쏟아지는 경우도 있거든. 나랑 상관없는 별천지 이야기다 뭐 그런 느낌이 들어선지 나의 뇌가 힘들어 해."

"용어가 쉬우면 진짜 좋겠어. 사람들이 건강에 대해 더 잘 이해할 텐데."

"지금 막 떠오른 남편 생각인데, 의사들이나 약사가 일부러 어렵게 용어를 정해서 자기들만 이용하려고 한 거 아닐까? 응? 응?"

아내는 피식 웃었다. 항상 아내를 배려해주는 남편이 고마울 때가 많지만 때로는 남편이 어린아이처럼 보챌 때가 있다는 걸 안 뒤에는 귀엽다는 생각도 갖게 된다. 아내에게 동의를 구하거나 칭찬을 바라는 식으로 말하는 남편은 영락없이 어린아이였다.

"진짜 그럴 수도 있겠다. 우와, 남편 대단해."

이럴 땐 무조건 남편이 옳다고, 남편 말이 맞다고 해주는 게 배려였다. 남편의 옷매무새를 만져주던 아내가 남편의 가슴에 안겼다. 남편은 갑작스런 아내의 행동에 미소를 띠며 말없이 가만히 안아주고 아내의 등을 토닥토닥 다독여줬다.

"남편, 담배 펴?"

"응? 아니."

"남편 옷에서 담배 냄새나!"

"스트레스 받아서 담배를 샀던 적은 있는데, 담배는 안 펴. 응? 옷에서 담배 냄새난다고? 어디? 그러네? 여기 담배 냄새가 왜 나지?"

남편은 아내의 말대로 양복 안쪽 속주머니 있는 곳에 냄새를 맡았을 때 진짜 담배 냄새가 난다는 걸 알았다. 하지만 담배를 피우지 않는 남편 입장에선 도무지 이해가 안 되는 일이었다. 어디서 담배 냄새가 묻은 걸까?

TIP

혈관이 건강해야 하는 이유

혈관질환은 대표적으로 뇌졸중이나 심장질환을 들 수 있다. 특히, 뇌와 심장의 혈관질환은 생명을 담보로 큰 장애를 남기기도 하기에 항상 조심하고 잘 관리하는 게 필수적이다. 혈관장애란 피가 제대로 흐르지 않는 질환으로써 짜게 먹는 식습관이 있거나, 음주나 흡연이 과도할 때, 운동부족으로 인해 비만 상태일 때도 문제가 되며, 스트레스로 인한 업무 몰입이나 과다 업무도 혈관 건강에 치명적이다.

혈관을 건강하게 지키고 유지하려면 우선 식습관에서 주의해야 한다. 지방 섭취를 줄이고 설탕이 들어간 음식 섭취를 줄인다. 설탕은 인슐린 분비에 영향을 주어 몸속에 설탕이 많아질수록 빨리, 많이 나오게 하며 세포에서 연소되어 진득한 물질을 만들어 혈관 속에 축적되게 할 위협이 크다.

혈관에 도움되는 음식으로는 고등어나 청어 같은 등푸른 생선을 일주일에 1회 이상 섭취해주도록 하며, 생활 속 운동 방법으로는 빨리 걷기나 달리기가 좋은데, 우리 몸이 유산소운동을 하면 혈관확장에 도움 되는 산화질소가 분비가 늘어나기 때문이다.

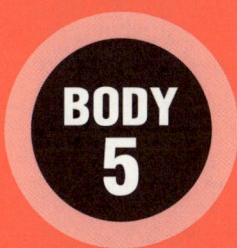

BODY
5

Korean Health Menual

폐는
우리 몸의
무료
산소통이다

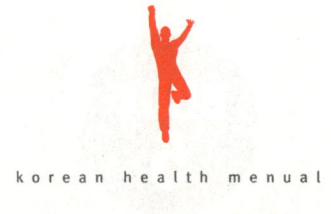

숨쉬기운동도
운동인가요?

"**간**접흡연?"

"간접흡연? 아, 맞다. 기억났어."

남편은 어제 퇴근하면서 회사 앞에서 잠깐 만나 얘기를 나누게 된 같은 부서에 이 과장을 떠올렸다. 점심식사를 마치면 오후 업무가 시작되기 전에 대다수 직원들이 회사 앞 현관 근처 흡연공간에서 담배를 피우거나 식당에서 가져온 커피를 마시며 이야기를 나누곤 하는데, 그 날은 퇴근 시각에도 회사 앞 현관 근처 휴식공간에서 서성대는 이 과장의 모습을 발견했다.

．．．

"이 과장! 왠 일? 여기서 뭐 해?"

"퇴근 해?"

"응."

"집에 안 가?"

남편이 이 과장을 보며 미소를 띤 채 말했다. 이 과장은 남편에게 담배를 권하려다가 남편이 비흡연자 인 게 생각난 듯 담뱃갑을 다시 자신의 안쪽 주머니에 넣었다. 남편의 얼굴을 바라보던 이 과장도 입가에 미소를 띠더니 들이마셨던 담배 한 모금을 공기 중에 훅 하고 내뿜었다.

"가야지. 집에."

"왜? 무슨 일 있어?"

남편은 이 과장의 안색을 살피며 물었다. 얼마 전 김 이사와의 대화를 꼬치꼬치 물었을 때 이 과장의 모습이 회사에서 어떻게 해서든 살아남으려는 기회주의자 같았다면 남편 앞에 서 있는 오늘 이 과장의 모습은 왠지 큰 낙심을 한 남자의 모습이었다.

"일은 무슨. 아무 일도 없어."

"근데, 왜 여기 이러고 있어? 봄이라곤 하지만 아직 날씨도 추울 텐데?"

남편이 단추를 채운 채 옷깃을 여미며 이 과장을 쳐다봤다. 이 과장이 주머니를 뒤지며 동전을 찾는 듯 했다.

"커피 먹을래?"

"나 커피 안 하는 거 알잖아? 잊었어? 그 대신 난 핫초코 한 잔 해야겠다."

남편은 회사 건물 바로 옆 자판기로 다가가서 버튼을 눌렀다. 자판기 앞엔 '무료제공'이란 문구와 함께 핫초코, 녹차, 생수 중에서 메뉴를 고를 수 있는 버튼이 있었다. 사실, 이 자판기는 회사에서 설치한 것으로 무료로 음료를 제공하면서 사람들에게 회사를 홍보하기 위한 용도로 설치된 것이었다. 음료를 제공하는 대신에 컵엔 회사의 로고와 상호가 인쇄된 상태로 사람들이 컵을 들고 다니면서 자연스럽게 사람들에게 회사 홍보가 되게 한다는 계획이었다.

남편이 핫초코를 뽑아서 다시 이 과장이 서 있는 곳으로 왔다.

"아, 뜨거."

이 과장은 핫초코를 마시다가 입술에 닿은 뜨거운 느낌에 기겁을 하는 남편을 보고서도 아무런 표정의 변화가 없었다. 남편과 동기 사이인 이 과장은 다른 때 같으면 손뼉을 치면서 재미있어 했을 텐데 이번엔 아무 말도 하지 않고 묵묵히 쳐다보고만 있었다. 평소와 다른 이 과장의 모습에 남편도 약간 걱정이 되었다.

"어디 아파?"

주머니에서 순수건을 꺼내서 입가를 닦은 남편이 이 과장을 불렀다. 어떤 사람이 자기 이야기를 안 할 경우 기다리면서 스스로 말을 하기를 원하기보다는 단도직입적으로 물어보는 게 빠를 수 있었다.

"병원에 다녀왔어."

"응?"

216

의외였다. 아직 50세도 되지 않은 나이에 누구나 건강검진을 다녀올 수 있었고, 여러 질환이나 성인병에 대한 이야기를 들을 수도 있다는 건 누구에게나 일어날 수 있는 평범한 일이고, 그렇게 낙담할 일도 아니었다. 하지만, 병원에 다녀왔다는 이 과장의 말은 그 순간 남편의 심장을 들었다 놨다고 할 정도로 큰 충격의 여파가 이어졌다.

"뭐래?"

"아프데."

"감기?"

"아니, 그거보다 좀 세."

남편의 놀란 얼굴을 보고서도 이 과장은 담담한 표정이었다.

"그럼?"

"응. 암이래. 폐암."

남편은 이 과장의 말이 끝나는 순간 심호흡을 했다. 뭐라고 말을 해야 할까? 이 과장은 담배 한 모금을 더 들이 마시고 공기 중에 내뿜은 뒤 담뱃불을 껐다. 휴식공간에 마련된 재떨이에 담배를 부비며 불을 끈 뒤 휴지통에 넣었다.

"얼마나 된 거라는데? 수술하면 된다지?"

이 과장은 남편 어깨를 툭 쳤다. 뭘 그런 걸 알려고 하느냐는 표시였다. 폐암은 이 과장만의 일이었고 남편은 관계없으니 알 거 없다는 신호이기도 했다. 남자들은 암에 걸려도 가족에게 말하기까지 적지 않은 시간을 혼자 고민하는 경우가 있다. 병 진단을 다시 몇 번이고 자기가 확신이 들 때까지 받으려고 하고, 여러 병원을 다닌 후에 최종적으로 암이란 진단을 받게 되면 그 다음 단계로 혼자 고민하는 시간을 갖는다.

그렇게 혼자 고민하며 암에 걸린 사실을 숨긴 남자는 평소와 다른 행동으로 주위 사람들을 당황하게 만들기도 한다. 가령, 평소에 버럭 하는 성격을 지닌 남자가 갑자기 모든 일에 너그럽고 온화한 성격이 되는가 하면 커피를 마시지도 않고 몸에 좋은 음식만 골라먹던 남자가 커피와 술, 담배를 늘리기도 한다. 그동안 자기 자신을 관리해오던 모든 기준을 무너뜨리고 자포자기 심정에 빠진 후에 생기는 변화들이다.

하지만 이런 모습을 보이는 남자들에게 주위 사람들이 모두 호의적인 것만은 아니다. 심지어 가장 가까워야할 가족들마저 확 달라진 남자의 모습에 오히려 반감을 갖기도 한다. 무슨 꿍꿍이가 있어서 그러는 것은 아닌지 의심하는 경우도 생긴다.

어느 정도 시간이 흐른 후, 남자의 주위 사람들 한두 명씩 사실을 알게 되고, 남자의 입을 통해서가 아니라 다른 사람의 입을 통해 남자의 병을 알게 된 가족들이 바빠진다. 병을 고치기 위해 백방으로 돌아다니며 몸에 좋다는 산삼이나 우황을 구하기도 하고, 각종 민간요법에 관한 책을 사서 보는 등 온갖 노력을 기울이게 된다.

그렇게 한 남자에게 생긴 암이란 병으로 인해 여러 사람들의 절망과 탄식이 어느 덧 익숙한 생활이 될 무렵에 되면 이 세상에서 한 남자가 사라질 운명의 순간이 오게 된다. 가족들과 친구들, 지인들이 모이더라도 암에 걸린 남자 앞에서는 슬프거나 우울한 모습을 보이지 않는다. 항상 즐겁고 행복한 모습만 보여주려고 노력하며 사람들은 그들이 남자보다 조금 더 오래 살 수 있다는 사실 하나만으로도 암에 걸린 남자를 위로해주려고 애쓴다.

"수술은 안 하고."

이 과장이 남편을 보며 웃었다. 남편의 눈에는 평소의 이 과장이 아니었다. 회사에서 누구보다도 열정적으로 일하던 촉망받던 남자, 직원들에게 항상 활기찬 남자란 이미지로 통하던 열혈 직원, 그런 이 과장이 힘없는 입가의 미소만 지은 채 아무 말도 하지 않았다. 남편은 이 과장을 힘껏 안아주고 등을 토닥였다.

"걱정하지 마. 넌 해낼 수 있어. 포기하지 말고 다시 시작해. 하자, 해보자. 응? 나도 옆에서 도와줄게."

"말이라도 고마워."

"그런 병이라며 왜 담배는 또 피워? 얼른 끊어."

남편이 이 과장의 입에서 담배를 뺐다.

"담배가 원인이라는데, 난 왜 그동안 무시했을까 그런 생각이 들었어. 이 작은 녀석이 나라는 남자를 암에 걸리게 하다니? 내가 이깟것 하나 이기지 못하다니 진짜 황당한 생각이 들어서. 그래서, 아까 병원 다녀와서 사무실 들어가지도 않고 여기서 이래. 들어가기가 어렵네. 남의 회사 같고, 내가 그동안 일하던 곳 같지가 않아"

"폐암이란 게 담배 때문만은 아닐 텐데, 그래도 담배가 큰 원이라고 하더라. 그럼, 암에 걸렸다면 당장 치료하고 건강해질 생각을 해야지, 또 담배를 피우는 게 말이 되냐고!"

"그래, 네 말이 맞아. 그래서 오늘 하루 종일 폐에 대해서만 찾아 봤어. 그동안 내가 내 몸속에 숨 쉬는 폐를 너무 몰랐다는 게 한심하더라고. 그냥 난 괜찮겠지, 난 멀쩡해. 난 아무렇지도 않아, 난 건강해 그렇게 지냈던 게 한심스러워."

"아직 안 늦었어. 괜찮아."

"이 폐란 녀석이 말이야, 혼자는 못 움직여, 여기 늑간근하고 횡경막이란 게 있는데."

이 과장은 남편을 보며 자신의 가슴 부위를 손바닥으로 짚었다.

"늑간근을 올리면 횡경막이 내려가면서 그 안에 공기가 빨려 들어가는 거야. 응? 알아? 성인 남자들이 1분에 20회 정도 호흡을 한데, 평균적으로. 한 번에 마시는 공기량이 얼마나 되는지 알아? 물 컵으로 두 컵 정도래. 우와, 나 이거 알고 진짜 내가 그동안 공기 중에 산소를 먹으면서 살았구나 싶더라. 담배 먹고 산 게 아니라 산소를 먹고 살았더라. 내가. 이 과장이."

이 과장은 자신의 가슴을 치며 남편에게 말했다. 남편은 아무 말도 할 수 없었다.

"근데 웃기지? 이 숨을 쉰다는 게 내가 신경을 안 써도 자동으로 되는 건데, 신경을 써서 의도적으로 숨을 쉴 수도 있다는 거야. 자동차도 그런 거 있잖아? 응? 반자동 말이야, 반자동. 자동도 되고 수동도 되는 거."

"…."

남편이 자신의 이야기에 아무 말을 하지 못하자 이 과장은 한숨을 내쉬었다.

"내가 너한테 이런 얘기해서 뭐 하겠니. 이미 이 지경까지 왔는데. 넌 건강해라! 내 부탁이다. 나 회사에 말하지 않았어. 근데, 아까 병원에서 미리 알려주더라. 이번에 건강검진 이거 회사에서 한 거잖아? 아마 내일이면 사무실에 내 자리는 없을지도 몰라. 알아서 나가란 소리지. 한편으론 좀 아쉽기도 해. 이 회사에서 성공하나 바라보면서 새벽에 나오고 밤 보고 퇴근 하는, 그런 거 하지 않았으면 이렇게 억울하진 않을 텐데 하는 기분 있어. 내 청춘이 이 회사에 고스란히 남아있는데, 내 마음을 몰라주고 나만 쏙 빼버리는 거 같아서 억울해. 그거 알아? 내가 폐암에 걸려서 죽게 된다고 할 때 당장 병이 겁나는 게 아니라 회사가 날 쫓아낼까봐 두렵더라. 그런 기분이 든 내 자신이 억울하더라고. 내 몸 부셔지도록 일했는데 아프니까 내 쫓잖아? 너 내 기분 이해하겠니?”

아무 말도 할 수 없었던 남편은 이 과장을 안았다. 남자들끼리 거리에서 포옹을 한다는 건 다른 이들에겐 어떻게 비춰질지 걱정할 겨를이 없었다. 다만, 오랜 동안 알고 지내던 친구가 어느 순간 내 눈 앞에서 사라질 수도 있다는 생각이 들어서 남편은 지금이라도 친구를 안아주지 않으면 안 되겠다는 생각뿐이었다.

“……….”

남편은 이 과장을 안아준 채 그렇게 잠시 멈췄다. 이 과장의 어깨를 다독였다. 입사 동기이자 회사에서 오랜 시간을 같이 봐오던 친구가 아프다는 데 어떤 말도 위로가 되진 않았다.

• • •

남편은 현관문으로 가서 신발을 신었다. 아침 출근 시간엔 항상 웃는 얼굴로 아내랑 인사를 나누던 남편이었지만 오늘 만큼은 기분이 가라앉고 차분한 마음뿐이었다. 아내 역시 남편의 마음을 충분히 이해하는 듯 했다. 오늘 아침엔 남편의 뒷모습을 보며 등에 묻은 먼지라도 털어주려는 듯 남편의 어깨와 등 부분을 양손으로 툭툭 쳤다.

남편은 아무 말도 하지 않았지만 신을 신고 현관문을 나서는 자신의 어깨에 아내의 손이 닿는 순간 아내가 모든 걸 다 안다는 느낌이 들었다. 모든 걸 다 알기에 아무런 질문도 하지 않는 여자, 남편은 아내가 더없이 고마웠다.

"갔다 올게!"

"그럼! 오늘도 기운내고!"

남편은 입가에 미소를 지으며 아내를 바라봤다. 현관문을 열고 나가서 엘리베이터를 버튼을 눌렀다. 뒤따라 나온 아내와 남편이 매일 아침 나누는 평소와 같은 인사였지만 남편이나 아내나 인사 외에 다른 말은 하지 않았다.

엘리베이터가 도착하고 남편이 탔다. 엘리베이터 문이 닫히면서 남편은 아내에게 오른손을 흔들며 다시 잘 다녀오겠다는 인사를 했고, 아내는 얼굴에 환한 미소로 응답했다. 엘리베이터 문이 닫히고 아래로 내려가는 소리가 들렸다. 아내는 집 안으로 들어가며 양 어깨를 들어 올렸다가 내리며 심호흡을 했다.

딸깍.

아내가 들어간 뒤에 현관문이 자동장치에 의해 잠기는 소리가 들렸다.

그날 저녁.

딩동.

현관문에 걸린 벨이 울렸다. 남편이었다.

"들어와요."

"문 열어놨어? 걱정되게."

"남편 올 시각 딱 알아서 열어놨지."

아내는 식사를 준비하던 모습으로 앞치마를 두른 그대로 남편을 안아 줬다. 남편은 그 순간 마음이 안정되며 하루 동안 겪었던 모든 스트레스가 사라지는 듯 했다.

"마음이 풀리네. 역시 아내님 말이 맞아. 오늘 하루 계속 찜찜한 기분이었는데 아내의 포옹 한 번으로 완전 치유."

"완전 치유? 그럼 남편의 아내는 만병통치약이야? 응? 응?"

"하하."

남편이 웃었다. 아내가 남편에게 지금 막 보인 행동이 남편의 그것과 닮아서였다. 남편은 이따금 아내랑 대화할 때 장난치듯 아내에게 칭얼댈 때가 있다는 걸 안다. 과자를 사달라고 조르는 어린아이처럼 아내에게 빨리 자기 의견에 동의해달라고 조르는 말투랑 행동이 있는데 아내가 지금 그걸 따라했다.

"난 어깨를 그렇게 크게 흔들진 않는다, 뭐. 그리고, '응? 응?' 이것도 콧소리 섞어서 그렇게 섹시하겐 안 해."

아내는 남편을 바라보며 모른 척 하는 표정이었다. 입에 공기를 넣어 입풍선을 한 상태로 고개를 가로저으며 남편이 무슨 소리를 하는지 아내인 난 모른다는 반응을 보인 뒤 주방에 가스레인지 위에 올려둔 된장찌개를 가지러 갔다.

남편은 사랑스러운 아내의 모습을 바라보다가 곧 안방으로 들어갔다. 아내는 안방에서 옷을 갈아입는데 콧노래를 흥얼거리는 남편의 목소리를 들었다. 남편이 옷을 갈아입고 식탁으로 왔다.

"이 과장 회사 나갔어."

"응. 그렇네?"

"담담하더라구. 아까 회사에서 인사하는데 나도 그렇고, 그 친구도 담담했어. 회사 그만두고 이제 자기 인생 찾을 거래. 그동안 회사에 빼앗긴 자기 청춘이 너무 아깝데. 자기에게 미안하기도 하고."

"남편은 어때?"

"뭐가?"

"그냥, 여러 가지? 남편 기분은 어떤지? 친구를 보내는 기분은 어떤지 등등?"

"며칠 전엔 진짜 암담하고 아무 생각이 안 났는데. 오늘은 이 과장 그 친구를 회사에서 다시 보는데 오히려 그 친구가 잘 해낼 것이란 생각이 들어서 그런지 괜찮았어. 처음엔 자기가 아프다는 걸 알고 회사에도 못 들어가는 이 과장을 보면서 큰 충격이었거든."

"잘 해낼 거야, 그리고, 잘 해낼 수밖에 없어."

"그치? 아내님도 그렇게 생각하지?"

"그럼, 남편님 와이프인데."

"그 친구 가면서 나한테 그러던데? 지금 중요하게 생각되는 일일지라도 나중에 보면 별 일 아닐 수 있으니까, 중요한 일을 하지 말고 소중한 사람들과 함께 하래."

아내가 식탁 위에 된장찌개를 올렸다. 남편이 밥그릇에 수저를 대고 밥을 뜨면서 아내를 바라봤다.

"그래서 오늘 야근도 안 하고 그냥 왔어."

"응?"

아내가 웃었다.

"오늘 할 일을 내일로 미루지 말라가 내 가치관이었는데, 친구가 해준 말을 듣고 바꾸려고."

"뭘로?"

"오늘 할 일을 내일로 미루라, 그렇게 안 하면 내일 할 일이 없어서 심심할 거다."

아내가 웃음소리가 커졌다.

"그리고,"

"그리고?"

"소중한 사람과 함께 하라."

"하라?"

"나중에 행복하게 지내자는 말 하지 말고, 지금 소중한 사람과 함께 하라."

"이유는?"

"시간은 거꾸로 흐르지 않으며, 소중한 사람은 시간을 기다려주지 않는다."

"멋있어."

"나 잘했어?"

"응."

"밥 먹자."

일찍 들어온 남편에게 맛있는 저녁 식사를 나누는 중이었다. 남편이 갑자기 식탁에서 일어났다. 아내가 남편을 쳐다봤지만 남편은 아무 말도 하지 않고 주방에 가서 물 컵에 물을 더 따랐다.

"달라고 하지? 내가 갖다 줄 텐데."

"………."

"왜? 숨을 안 쉬어?"

휴우.

답답한 아내가 한숨을 쉬었다. 아내가 물어도 대답을 하지 않았던 남편은 사실 숨을 쉬지 않고 있었다. 아내는 남편의 얼굴을 쳐다봤지만 남편은 물만 연거푸 마시면서 어떤 말을 하지 않았다.

TIP

스트레스

스트레스란 단어의 어원은 라틴어 stringer(팽팽하게 죄다, 긴장)란 단어로 시작되었으며, 좋은 스트레스와 나쁜 스트레스로 나뉜다. 좋은 스트레스란 긍정적인 행동을 이끌어내는 경우이고, 나쁜 스트레스란 무력감에 빠지며 부정적인 사고방식까지 생기게 하는 경우를 말한다.

스트레스의 원인은 정해진 바가 없이 모든 종류의 원인이 작용한다. 개인별 특성에 따라서 한 사람에게 스트레스인 것도 다른 사람에게는 스트레스가 아닌 것으로 받아들여질 수 있는데, 우선 주거환경이나 회사생활, 인간관계, 생노병사 등의 모든 환경적 요인에 의해 생기는 외적요인 스트레스가 있다.

내적 요인에 의한 스트레스로는 카페인이나 니코틴 과다 섭취로 인한 호르몬성 스트레스가 생길 수 있고, 잠을 잘 못자거나 우울증, 스스로를 낮게 생각하는 좌절감 등에서 생기는 심리적 스트레스 요인도 많다.

스트레스가 영향을 주는 건강상의 질환으로는 두통이나 어깨통, 이를 가는 등의 근골격계의 질환은 물론, 구토가 생기거나 속쓰림, 가려움증, 손발 차가움, 변비, 설사, 복통, 장염 등의 질환에도 발병원인이 된다. 심혈관계에 생기는 이상으로는 맥박이 불규칙하게 되거나 가슴 통증과 심근경색 등이 생길 수 있으며, 수면장애가 생겨서 잠을 제대로 못자는 것은 물론이고 성기능 장애가 생기거나 뇌졸중, 면역기능이 약화되는 경우도 많다.

스트레스로 인한 각종 질환을 예방하고 건강한 생활을 하려면 긍정적인 사고방식과 규칙적인 생활습관 유지가 제일 중요하며 적당한 운동량을 통해 몸 전체의 근육을 골고루 사용하며 정신 상태를 밝게 유지하는 태도가 필요하다.

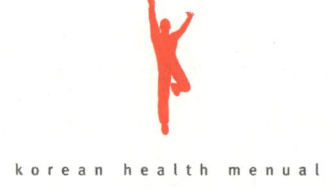

폐에서 일어나는 일

"**아**이고, 못 참겠다."

얼마나 지났을까. 얼굴이 벌겋게 된 다음에야 다시 입을 연 남편을 아내가 바라봤다. 남편은 아내를 보면서 걱정스러운 표정이었다.

"딸꾹질 나네."

"그래서 그랬어?"

"응. 숨을 참으면 딸꾹질이 멈춘다고 해서. 근데 안 멈춰. 어떻게 하지?"

아내의 시선이 남편을 향했다.

"딸꾹질은 잘 안 멈춰. 식사를 할 때 너무 급하게 먹어서 음식물과 공기가 같이 식도로 넘어갈 때 딸꾹질이 나기도 하는데, 정확한 발생 원인은 알려져 있지 않아."

"나 어렸을 때는 부모님이 '너 혼자 뭐 맛있는 거 먹었지?'하고 놀리셨는데. 그땐 얼마나 서운했던지 나 혼자 운 적도 있다? 안 먹었는데 먹었다고 하니까."

"맛있는 걸 혼자 먹을 때 어떻게 먹겠어? 급하게 막 먹겠지? 그럼, 음식물을 제대로 씹지 않고 넘기게 되니까 음식물에 섞여서 공기도 들어가서 딸꾹질이 생긴다고 본 거야."

"그래? 진짜 그런가? 딸꾹."

"심하네? 남편 속은 괜찮고? 위가 갑자기 팽창하거나 위장병 같은 거, 전염병은 물론이고 호흡기 질환이 원인이 되는 경우도 있어. 딸꾹질이 생겨."

"속은 괜찮은 거 같아. 아내님, 나 놀라게 해 봐."

"응?"

"그 전에 보면, 갑자기 부모님이 소리를 왁! 하고 지르셔도 딸꾹질이 멈춘 적이 있어."

"왁! 이렇게? 왁! 왁!"

아내가 그만 웃음을 참지 못했다. 남편은 아내가 자신을 놀라게 하려다가 웃음이 터진 걸 보고 다소 민망한 기분이 들었지만 우선 딸꾹질을 멈추는 게 더 중요했다.

"안 되네. 딸꾹."

남편은 아직도 딸꾹질이 멈추지 않았다. 앞에 놓인 물 컵을 들어 물을 조금 더 마신 남편은 다시 숨을 참았다. 그 모습을 걱정스럽게 바라보던 아내가 남편을 불렀다.

"남편, 나한테 혀 내밀어 봐."

"응? 흡. 딸꾹."

깜빡 잊고 아내의 말에 대답을 하느라 호흡을 해버린 남편이 서둘러 숨을 다시 멈췄다. 아내가 남편을 다시 불렀다.

"남편님, 나한테 혀 내밀어 봐. 내가 딸꾹질 멈추게 해줄게. 이거 효과 있어."

"응? 흡. 아이고, 모르겠다."

숨을 참느라 대답을 잘 하지 않던 남편이 끝내 호흡 멈추기를 포기하고 아내를 바라봤다. 아내는 남편에게 얼른 혀를 내밀러보라는 표시를 하며 남편 얼굴 앞에 자기 팔을 뻗은 상태로 됐다.

"자, 아."

아내는 남편이 내민 혀를 오른손 엄지손가락과 검지손가락으로 붙잡고 앞으로 살짝 당겼다. 그러자, 남편의 딸꾹질이 거짓말처럼 멈췄다.

"어, 신기하다? 멈췄어!"

"그래, 다행이다."

"이건 어떻게 하는 거야? 왜 이렇게 가능하지?"

"음식물하고 공기가 같이 섞여 들어간 거 같아. 그래서, 몸 안에 공기를 조금 빼준 거야. 공기가 트림처럼 다시 입 밖으로 나오려고 해도 혀가 막고 있어서 못 나올 수 있거든."

"메롱, 메롱. 메롱."

"그만해. 귀여워."

남편은 스스로 몸 안에서 공기를 나오게 해보려고 하는 듯 혀를 내밀기를 반복했다. 아내는 그런 남편의 모습이 마치 자기를 놀리는 어린아이 같다는 생각이 들었다. 남편은 아내가 그만해달라는 얘기에도 계속 혀 내밀기를 반복했다.

"메롱, 메롱."

"자기 혹시 일부러 그런 거지?"

"어떻게 아셨어요? 아내님? 메롱, 메롱."

"호호, 귀여워."

"메롱, 메롱."

"남편님, 혹시 혀에서 짠맛 안 나?"

"메롱, 메…, 왜?"

남편이 눈을 동그랗게 뜨며 아내를 쳐다봤다. 아내가 식탁에서 일어서며 안방 쪽으로 자리를 피하며 말했다.

"나 아까 화장실 다녀왔어."

"메…, 응?"

아내의 이야기를 들은 남편이 식탁 위에 물 컵을 집었다. 물을 마시려는데 남은 물이 없었다. 서둘러 정수기로 다가간 남편은 뜨거운 물과 찬물을 반씩 섞어서 미지근한 물로 만들어 마셨다.

"농담이야."

아내가 남편의 모습을 보며 안방에 들어가 방문을 조금 열어두고 그 사이로 내다보며 말했다.

"청결을 강조하는 아내가 남편에게 설마 그러겠어요? 남편님?"

"아무래도 안 되겠군! 남편을 놀린 아내를 잡으러!"

"윽."

남편이 일어나서 아내를 잡으러 오려고 하자 아내는 얼른 안방 안으로 몸을 숨기며 열고 있던 방문을 닫았다.

잠시 후.

"나 아직도 혀에서 짠 맛 나는 거 같아."

"에이, 알았어요. 그만해요. 미안."

"근데 딸꾹질은 멈췄으니까 괜찮아. 하하. 근데 우리 폐에선 호흡이 어떻게 이뤄지는 거야? 이 과장에게 들어서도 알았지만, 폐가 스스로 늘어나거나 줄어드는 기능이 없어서 늑간근하고 횡격막을 움직여서 공기를 들어가게 하는 거라는데, 호흡은 어떻게 되는 거지?"

"폐로 들어간 공기는 폐 안에 세포를 통해 산소랑 이산화탄소가 서로 교환이 되. 여러 방법이 있지만 가장 주요한 건 적혈구 속에 헤모글로빈이 있는데 이게 산소랑 결합하거나 이산화탄소를 내보내는 기능을 하거든."

"아, 그렇구나. 호흡은 그래서 저절로 이뤄지는 거네? 몸이 알아서."

"응. 모세혈관 이야기에서 안 것처럼 세포로 산소와 영양소를 전달하는 건 모세혈관에서 농도 차를 이용한 삼투압 방식이 이뤄지는 거에 비해서 폐에서는 헤모글로빈이 공기를 교환하는 거야."

남편은 거실 소파에 앉아 TV를 보던 중 혀를 내밀어 보며 입맛을 다셨다. 그러면서 아내를 슬쩍 쳐다봤다. 아내는 주방에서 말린 귤껍질을 끓여 낸 차를 찻잔에 넣어 남편이 앉은 소파로 가져왔다. 소파 앞에 식탁에 찻잔을 올려둔 아내는 하나를 들어 남편에게 건넸다.

"귤차? 나 이거 좋아해."

"몸에도 좋고, 맛이나 향기도 좋아. 자, 아내랑 남편이랑 건배!"

"귤 차는 언제 또 이런 걸 만들었어? 우리 아내 진짜 부지런한 거 인정."

"지난 번에 귤 한 박스 샀을 때 귤껍질을 버리지 말고 주방 싱크대 위에 올려달란 말 기억해? 그때 다 모아서 베란다에 건조대를 만들어서 그늘에 천천히 말렸어. 아주 딱딱하게."

"아."

"그렇게 말린 귤껍질을 조금씩 우려내서 이렇게 차로 마시려고."

고개를 끄덕인 남편이 아내를 다시 쳐다봤다.

"귤껍질엔 뭐가 있기에 차로 마시면 좋은 거야?"

"바티민 C가 많지. 면역력에 좋아, 감기 예방도 되고."

"그렇구나, 근데 과일이면 비타민 C가 많은 거 아냐?"

"귤껍질에는 특히 베타크립토키산틴이란 게 있는데 이게 항암작용도 하고 특히 폐경이 된 여성들에겐 골다공증 예방에도 좋아. 기침이나 가래를 없애주는 효과도 있어서 폐 건강에도 도움이 되고."

"향기도 좋은데?"

"응, 귤껍질 말리게 되면 집 안에 습도 조절에 도움도 되고, 방향제 기능도 할 수 있어."

"역시! 우리 아내님 최고다! 살림꾼을 넘어서 진짜 내조의 만렙이야. 내조의 끝판왕."

"만렙? 끝판왕?"

"게임할 때 최고 높은 수준의 사람을 만렙이라고 해. 그리고, 게임하면서 맨 마지막에 나오는 왕을 끝판왕이라고 하고."

아내와 찻잔을 부딪친 남편은 찻잔을 아랫입술에 가까이 대고 입술을 동그랗게 만들어서 뜨거운 귤 차에 입김을 불었다.

"아, 시원하다."

"아직 안 식었었어?"

"응, 그런데 괜찮아. 마실만 해. 맛있어. 근데 웃기다. 우리나라 사람들은 뜨거운 걸 마시면서도 시원하다 라고 말하네."

"맞아, 속이 다 시원하다란 말도 있고. 뜨거운 게 몸 속을 깨끗하게 씻어준다는 표현인 거 같아."

귤차를 입술에 대고 조금 마신 남편은 소파 앞 테이블 위에 찻잔을 내려놨다. 아내는 찻잔을 양손으로 받쳐 들며 찻잔의 온기를 손바닥으로 감싼 상태로 귤차 향기를 맡았다.

"참, 아내님! 그런데."

TIP

폐질환의 종류

폐질환의 종류로는 폐렴, 폐암, 결핵, 폐경색증, 폐수종, 폐기종 등이 있다. 폐렴에는 갑자기 몸이 떨리거나 가슴에 통증이 생기고 호흡이 어려워지는 급성

기관지염이 전이되는 세균성폐렴과 음식물이 기도로 들어가서 생기는 흡인성폐렴, 바이러스가 폐에 들어가서 생기는 바이러스성 폐렴, 알레르기가 생기는 물질을 폐에 흡입햇을 때 생기는 알레르기성 폐렴이 있다.

결핵은 결핵균에 감염되어 생기며 식은땀이 나거나 식욕부진이 생기는 증세가 있고, 폐암이란 폐의 조직세포가 변이되어 생기는 질환이다.

폐 경색증은 피에 가래가 섞여 나오거나 가슴 통증이 유발되는데 폐동맥을 흐르는 피가 덩어리로 굳으면서 피가 잘 흐르지 않게 되고 결국 폐에 조직세포가 죽게 되서 생기는 질환이며, 폐수종이란 손과 발이 붓는 증상이 생기는 질환으로, 핼액의 일부가 폐 속으로 흘러들면서 혈관이 확장되면서 생긴다.

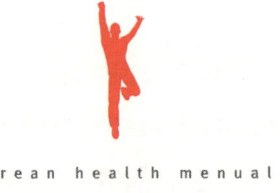

애완동물,
폐 건강에 나쁘다?

"**응**?"

찻잔을 얼굴 아래에 들고 눈을 감은 상태로 귤차 향기를 맡던 아내가 남편을 바라봤다. 아내는 찻잔을 테이블 위에 내려놨다. 남편은 아내를 보며 눈에 힘을 주면서까지 집중한 표정으로 물었다.

"폐는 공기만 깨끗하면 병이 없을 거 같아. 맞아? 담배만 안 피우면 되고, 숲속이나 깨끗한 공기가 있는 곳에서 호흡하면 폐는 항상 건강할 거 같은데, 어때?"

아내는 찻잔을 들어 귤 차를 조금 마신 후 다시 테이블 위에 내려놨다.

"폐는 호흡을 하는 기관인데 주로 염증이 생기는 질환이 많아. 폐렴이

나 흉막염 같은 게 염증성 질환이거든. 바이러스성 세균에 의해서 생기는 것들이야."

"호흡을 통해 몸속으로 들어오는 세균들 때문이구나! 역시 폐는 호흡이 중요해. 그치? 담배는 당연히 끊어야겠어."

"맞아, 담배는 아무리 좋게 봐주려고 해도 좋은 게 없어."

남편은 자신의 양쪽 가슴에 각각 양손을 대고 호흡을 해보며 폐의 크기를 느껴보려고 했다. 들이마실 때 크기와 내쉴 때 크기를 느끼며 호흡을 천천히 해보기도 하고 빨리 하기도 했다.

"근데, 우리 폐는 암도 걸리는데, 그건 왜지?"

"그건 다른데 생긴 암세포가 혈액을 타고 같이 이동해서 폐에 옮겨지는 거야."

"그렇구나. 폐에도 병이 많네, 그럼. 폐에 생기는 질환을 예방하는 방법은 없을까? 공기가 좋은데 살아라 이런 건 누구나 알 것 같고 뭔가 특별한 예방 수칙 같은 거 있으면 좋겠어."

"잠깐만."

아내는 찻잔을 들고 주방으로 갔다. 남편과 이야기를 나누는 사이 귤차가 식었다. 바싹 말린 상태의 귤껍질을 조금 집어서 찻잔에 넣고 정수기에서 뜨거운 물을 받아 찻잔을 채운 아내가 다시 소파로 돌아왔다. 아내는 뜨거운 물을 다시 채운 찻잔을 소파 앞에 테이블 위에 내려놨다. 귤껍질을 우려내기 위해 기다리는 과정이었다.

"우선, 폐에 생긴 질환을 치료할 때 주의사항부터 알아두면 좋겠어. 폐렴 같은 질환을 치료할 때는 안정을 취하면서 보온을 유지하는 게 중요해.

열이 있는 상태일 때는 수분이나 전해질이 없어지기 쉬우니까 수액도 받아야 하고. 가슴 통증이 심할 때는 따뜻한 파스를 붙이거나 호흡할 때마다 통증이 있을 경우엔 호흡할 때 폐의 크기를 조절하기 위해 커다란 반창고를 붙이는 방법을 쓰기도 하고. 나이 드신 분들에게는 호르몬 제재를 같이 사용하는 방법도 쓴데."

"어렵다."

"응, 이런 치료방법들은 병원에서 의사의 정확한 진단에 의해서 하는 거니까 모든 걸 다 알아둘 필요는 없어. 다만, 아까 남편이 말한 것처럼 폐의 건강을 지키려는 방법으로는 금연이 제일 중요하고, 꾸준한 운동을 해주는 것도 좋아. 산책도 훌륭한 운동이 되는 거 알아?"

"아, 그래? 산책도 운동."

남편은 소파에 앉아서 창문을 통해 보이는 근린공원을 바라봤다. 이른 저녁 시간이라서 아파트 주민들이 산책을 하러 나와 거니는 모습이 보였다. 애완동물을 데리고 나온 사람들도 보였다.

"우리도 강아지 키울까? 산책하거나 할 때 좋잖아, 심심하지도 않고 귀엽고."

"애완동물도 좋지. 하지만, 키우는 재미만 생각하고 관리해줘야 하는 책임은 잊으면 안 돼."

"책임?"

"응. 애완동물을 키우면 정서적으로도 안정되고 좋은데, 털갈이를 하는 동물도 있어서 강아지 털들이 집에 날리게 되면 호흡기 질환이 올 수도 있어. 그리고, 애완동물들에게 필요한 예방접종은 물론이고, 끝까지 책임

238

져야 한다는 게 중요해."

"끝까지?"

"응. 귀여운 강아지일 때만 키우고, 점점 커지거나 병들고 그러면 애완동물을 버리는 사람들이 있어. 몹쓸 짓이야. 그러면 안 되잖아."

"맞아, 맞아. 중요!"

남편도 고개를 끄덕였다. 아내의 말이 맞는 이야기였다. 키울 때만 귀여워하고 관심을 쏟다가 싫증이 나거나 집이 이사를 가는 일이 생기면 기르던 애완동물을 버리고 가는 사람들이 있다. 애완동물을 생명으로 대우하지 않고 장난감이나 물건처럼 막 대하는 사람들인데 그들도 직접 다른 사람들에게 그런 경험을 당해봐야 두 번 다시 같은 짓을 저지르지 않을까? 사람으로써 도저히 하면 안 되는 짓을 하는 경우였다.

아내와 남편은 베란다를 통해 아파트 단지 내에 근린공원을 바라보며 나란히 서 있었다. 대화 분위기가 갑자기 가라앉은 걸 먼저 느낀 남편이 아내를 불렀다.

"아내님, 나 근데 담배 안 피우니까 피부가 좋아지는 것 같은데, 어때?"

TIP

호흡의 종류

호흡은 크게 복식호흡과 흉식 호흡이 있다. 복식호흡이란 몸 안에 가로막이 상하로 움직이면서 배로 숨 쉬는 호흡이고 흉식호흡이란 갈비뼈가 움직이면서 공간이 늘거나 줄어드는 폐로 숨 쉬는 호흡이다. 성별로 구분하자면 여자는 주로 흉식호흡을 하고 남자는 복식호흡을 하는데 수면상태에서는 남녀 모두 흉식 호흡을 한다.

사람의 호흡과 식물의 광합성은 큰 범위에서 같은 호흡이라고 부른다. 사람은 호흡을 통해 에너지는 만들어서 사용하는데 비해서 식물은 태양으로부터 빛 에너지를 얻고 흙에서 각종 이온을 통해 아미노산을 만들어서 단백질을 합성해서 사용한다.

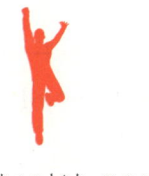

숲과 도시에서
폐가 살아남는 법

“**우**리 폐는 진짜 피부에 중요한 곳이야.”

　　베란다 창에 서서 밖을 내다보던 아내의 손을 잡은 남편이 소파로 와서 앉았다. 아내도 남편 곁에 앉았다.

　　“폐는 몸 안에 공기를 공급하는 곳이라서 폐가 건강한 공기를 공급하면 우리 몸이 건강한데, 폐가 나쁜 공기를 몸 안으로 들여보내면 우리 몸도 병에 걸리거나 건강 상태가 안 좋게 될 수 있는 거랑 같아.”

　　“역시 또 담배가 나쁜 거군. 그치?”

　　“응.”

　　남편은 아내의 귤차가 담긴 찻잔에 손등을 대봤다. 따뜻한 온기가 느껴졌다. 마치 아내가 남편을 생각하고 챙겨주는 마음이랄까? 남편은 왼팔을 들어 아내의 어깨를 꽉 세게 안아줬다. 물론 아내도 알았다. 남편이 아내에게 고마움을 느끼거나 사랑한다는 표시를 할 때는 입으로 하는 '사랑한다' 외에도 말없이 곁에서 아내를 힘껏 안아주는 사랑표현도 있다는 걸 안다.

"폐가 건강하지 않으면 피부가 약하게 되고, 피부가 약하면 머리카락이나 우리 몸에 체모가 약하게 돼. 폐가 건강하지 않은 증상으로 호흡곤란이 올 수도 있는데 만성폐쇄성질환이란 게 있어."

"만성폐쇄성질환?"

"응. 2년 동안 최소 3개월 이상 가래가 계속 나오는 사람들이 위험성 있는 경우인데 만 20세부터 담배를 피우기 시작한 사람들이 호흡장애까지 있으면서도 병원을 찾지 않는 사람들이 많아. 자기 병이 뭔지 모른 체 지내는 건데 사실 이 병은 폐암보다도 더 큰 병이거든. 사망률도 높은데 말이지."

"그럼 담배 피우는 사람들 90% 이상은 이 병에 걸릴 위험이 있다는 건데, 빨리 병원에서 진단을 받던가 해야겠네."

"만성폐쇄성질환, 이 병은 전조 증상이라고 하지? 미리 알 수 있는 증세가 거의 없어서 폐 기능이 50% 이상 나빠진 뒤에야 나타나거든."

"그럼 어떻게 치료해?"

"치료할 수 있는 방법이 거의 없다고 봐야 해. 오직 살아남을 수 있는 방법은 1년 365일 내내 산소호흡기를 끼고 살아야하는 신세가 되는 거야. 한 번 나빠진 폐는 다시 좋아지지 않아."

아내의 이야기에 남편은 다시 호흡을 해봤다. 아내는 남편 곁에서 귤 차를 마시는 중이었다. 남편은 아내의 귤 차 마시는 모습을 보더니 자기도 찻잔을 들고 정수기 앞으로 갔다. 귤껍질을 조금 꺼내어 찻잔에 담은 후 뜨거운 물을 찻잔에 담아 소파로 가져왔다. 소파에 앉아서 찻잔에 입술을 대본 남편은 테이블 위에 찻잔을 내려놨다.

"폐에 좋은 음식은 어떤 게 있어?"

"폐 기능을 보호해주는 음식이 좋은데 고혈압이나 혈관질환 같은데 안 좋은 음식은 피해야 하는 게 좋아. 밤이나 잣, 은행 같은 견과류를 먹는 것도 좋고, 무나 고사리, 마, 연근 같은 뿌리채소도 좋아. 미역이나 김 같은 해조류는 좋고 닭고기 돼지고기보다는 쇠고기가 더 좋아. 참, 도라지는 지혈 작용에 안 좋으니까 자신의 병에 따라서 잘 가려서 먹어야 해."

"참, TV에서 보니까 어떤 연예인은 피부 건강? 다크서클 같은 거 없애려고 키위를 많이 먹는다고 하던데, 어때?"

"응, 키위는 피부에 진짜 좋아. 그리고, 브로콜리도 추천하는 음식이야."

TIP

호흡의 역할

숨을 쉰다는 건 축복이다. 호흡은 크게 폐에서 이뤄지는 외호흡과 피를 통해 몸의 각 세포에 전달된 산소랑 영양소가 세포로부터 이산화탄소와 노폐물을 주고받는 과정을 내호흡이라고 부른다. 그래서, 호흡을 말하면 단순히 숨을 들이쉬고 내쉬는 기체호흡과 몸의 영양소 교환까지 이뤄지는 것도 포함한다.

이와 같은 과정을 통해 이뤄지는 호흡은 폐로 들어간 공기 중에서 산소가 피의 흐름을 타고 몸의 각 세포로 전달되고, 피를 통해 각 세포에서 이산화탄소가 다시 폐로 모이면서 날숨을 통해 밖으로 나가게 되는데, 정작 폐에는 근육이 없어서 스스로 움직이지 못한다는 게 반전이며, 횡경막이 아래로 내려가고 위로 갈비뼈가 올라가는 동작을 통해 공기가 폐로 유입된다.

호흡은 폐를 둘러싸고 있는 두 겹의 흉막이 있고, 이 사이에 흉강이 있는데, 외부와 차단된 이곳에 공기가 들어오게 되어 빠져나가지 못하면 '기흉'이란 질환이 된다. 기흉이 생기면 바늘로 찌르는 것 같은 통증이 생기며 호흡곤란이 오는데 동반 증상으로는 숨이 가빠지는 과호흡이 생기기도 하고, 손끝이 파랗게 되는 청색증에 걸리기도 한다.

기흉에 안 걸리도록 예방하는 방법은 무엇보다도 흡연을 하지 말아야 한다. 공부를 해야 하는 한창 나이대의 청소년들이 흡연을 하게 되면서 기흉에 걸리는 사례가 증가되는 추세다.

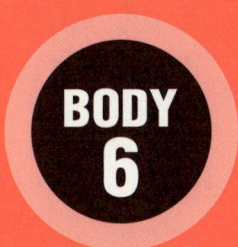

Korean Health Menual

바른 자세가
건강의
기본이다

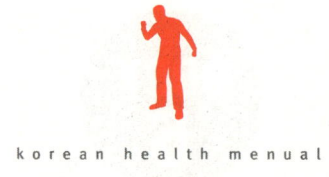

남자와 여자의 뼈

다음 날 아침.

여느 날과 마찬가지로 아침 출근 후 회사에 도착한 남편은 자리에 앉아서도 어깨가 자꾸 결리며 가벼운 통증이 있는 걸 알았다.

"어, 왜 이러지. 자꾸 결리네."

"아네, 왜 어깨 아파?"

"아, 부장님. 네. 잠을 잘못 잤는지 어깨가 결려요."

"파스라도 붙여봐. 조심해야 해. 우리 나이 되면 안 아프던 데도 아파."

남편 자리 옆으로 박 부장이 지나가며 물었다. 박 부장은 회사에 공채로 들어온 사람은 아니었고, 다른 중소기업에 근무하다가 경력직 채용으로 입사하게 된 경우였다. 그래서, 회사에 따르는 세력이 없는, 상대적으로 '나 홀로 고군분투' 스타일의 사람이었다.

'나 홀로 고군분투'란?

앞서 알게 된 것처럼 남편이 다니는 회사에서는 승진 시험 기간만 되면 살아남느냐 떠나가느냐를 두고 임원은 물론이고 평직원들도 치열한 경쟁을 한다. 업무실적과 인사고과를 신경 쓰면서 평소에 인맥관리를 어떻게 했는지 재확인하게 되고, 그동안 같은 회사에서도 인사 몇 번 나누지 않았던 사이들이지만 이 기간만큼은 같이 점심식사를 하거나 퇴근 후 술한 잔을 서로 나누려는 모임도 가장 활발하게 일어난다.

그 이유는 서로가 서로를 평가하는 상대평가 시스템에서 회사 승진이 결정되는 탓이었는데 남편과 가까운 김 이사의 경우에도 회사에 근무하는 십여 년 이상의 세월 동안 이러한 과정을 거쳐 임원 자리에 오른 인물이기도 했다.

승진시험 기간 동안에는 그래서 입사 동기와 같은 학교 선후배는 물론이고 같은 고향과 친구의 친구까지 찾아서 서로 연결고리를 만들어두려는 현상이 벌어지는 건 이젠 너무 당연한 모습이기도 했다.

이런 회사 분위기에서 난데없이 불쑥 등장한 박 부장이야 말로 업계에서 알아주는 영업력으로 소문난 사람이기에 회사에서 전격적으로 스카웃을 한 경우다. 공채가 아니기 때문에 회사 내에 인맥을 만들 여유가 없었으며, 오로지 실적으로만 승부하는 경력직에서는 회사에 대한 애사심을 바라긴 무리였는데, 그 이유는 다른 회사에서 연봉을 더 높게 주거나 아니면 현재의 회사에서 만족할 만한 대우를 받지 못한다는 생각을 할 경우엔 언제든 회사를 떠나갈 수 있는 사람이라는 회사 내부의 판단도 있었다.

　내년이면 박 부장도 오십 줄에 들어서는데 그 날 아침 남편이 어깨를 주무르며 불편한 표정을 짓자 박 부장이 지나가며 남편에게 건넨 말이었다. 박 부장은 남편에게 잠시 자기 자리로 오라고 부르더니 책상 서랍에서 뭔가를 꺼내 남편에게 줬다.

　"이거 붙여 봐. 나도 요즘 이거 없인 못 사는데, 어깨 결림이나 무릎 관절에 직빵이야."

　"아, 네. 이게 뭔가요? 부장님?"

　"이거 요즘 선전하는 그 파스야. 효과 좋아. 붙여봐."

　"네, 감사합니다."

　"응,"

　남편에게 파스를 건넨 박 부장은 콧노래를 흥얼거리며 책상 서랍 안에 물건들을 다 꺼내서 책상 위에 올려두고 다시 차곡차곡 정리하며 책상 서랍 안에 넣기 시작했다.

　"그게 다 뭔가요? 부장님, 약이 굉장히 많네요?"

　"응? 이거? 이게 다 인생의 흔적이야."

　"네?"

　"2~30대 나이일 때는 모르는데, 30대 중반 넘어가면 40대만 되도 슬슬 몸에 고장이 나거든. 연식이 오래되는 거지."

　"연식이요?"

　"응. 아니, 왜 자동차도 몇 년 식, 몇 년 식 이런 게 있잖아? 사람들 몸도 몇 년생이 있는 것처럼 연식이 있어."

"하하. 부장님도, 참. 사람 몸이 어디 기계인가요?"

서랍에 물건을 넣어 정리하던 박 부장이 고개를 돌려 남편을 쳐다봤다. 눈을 동그랗게 뜨며 아직도 그걸 몰랐냐는 표정이었다.

"기계가 아니니까 더 문제지. 기계는 부품이라도 많아서 바로바로 고칠 수 있는데, 사람 몸은 부품이 없어서 고치지지도 못해. 연식에 상관없이 자기가 잘 관리하지 못 하면 각자 몸의 유효기간이 짧아지는 거라고."

"유효기간요?"

"응. 왜 자네도 어깨 아픈 거 같던데, 그거 스트레스인지 아니면 나이 들어가면서 근육을 안 써서 생기는 병인지 주의해서 알아 봐. 뼈가 약해지는 경우도 많아."

"에이, 부장님도. 걱정해주시는 건 감사합니다만 저는 아직 한창 때인데요, 뭐."

"한창 때? 그런 거 없어. 자네는 자기 몸을 몰라도 너무 모르는구먼. 정신 차리고 몸 관리 잘해. 이 세상에 오는 건 순서가 있지만 가는 건 순서가 없어. 여기 회사에서도 건강하지 못한 사람은 바로바로 나가는 거 같던데 사회에선 건강관리가 최고야."

"아, 네. 감사합니다."

"아침식사는 먹고 다니나?"

"예? 아, 네. 아내가 매일 아침 챙겨줍니다."

"아내에게 진짜 고맙다고 하고, 아내를 상전처럼 잘 모시면서 살아. 아침식사를 아내에게 얻어먹고 다니는 남자들 요즘에 보기 힘들어. 자네 아내 되는 분은 진짜 멋진 여성이야."

"부장님도 댁에서 사모님이 잘 해주시잖아요?"

"내 마누라? 이혼했어. 나 혼자 살아."

박 부장은 남편을 보더니 별 걸 다 물어본다며 힐끗 한 번 쳐다본 후 다시 서랍을 정리했다. 박 부장이 꺼내놓은 약과 건강식품들은 가지런히 서랍 안에 정리가 되었다. 박 부장은 서랍을 닫은 후 컴퓨터를 켰다.

"남자들은 회사 일만 충실하게 하는 거 고민해 봐야 해. 이 회사에서도 업무량이 많아서 그런 거야? 직원들 대부분 새벽에 출근해서 새벽에 퇴근 하는 거 많이 보이던데, 절대 그거 좋은 거 아냐. 아내랑 아이들이 남편을, 아빠를 돈 벌어오는 기계로 알아. 내가 아까 말 했지? 기계는 부품이 많아 서 고치기라도 쉽지만 한 번 고장 나면 사람 몸은 고치기도 어렵다고."

박 부장 이야기를 들은 남편은 그의 말도 일리가 있다고 느껴졌다. 회 사에만 매달린 남자들이 정년퇴직하고 집에 머물기 시작하면서 다 성장 한 아이들과 정이 없어서 서로 대화하기 어렵다는 고충을 얘기하는 걸 들 은 적이 있었다.

아내는 아내대로 남편이 집에 있으면서 사사건건 집안일에 의견충돌 이 일어나자 부부싸움도 하게 되고 견디다 못한 아내들이 남편들에게 '어 디 소일거리라고 찾아서 나가보라'는 조언도 해주는 분위기라고 했다.

"아내가 못 견디더라고. 남편 얼굴 볼 시간도 없는데 정이 쌓이겠어? 집안일에 시달리다가 아이들이 다 성장하니까 이제 아내도 자기 인생 찾 겠다고 독립선언 한 거지. 자네도 새겨들어. 인생은 혼자 왔다가 혼자 가 는 거야. 가족이란 건 서류상에 존재하는 동거인이야. 다들 자기 생각대로 살고 혼자 산다고."

"그럼 요즘 생활은 어떻게 하시나요?"

"나? 처음엔 아내 태도에 화딱지가 나서 그냥 몸만 나왔지, 진짜 집에서 나오니까 갈 데가 없더라고. 별 수 있겠어? 처음엔 찜질방에서 잠을 자 보기도 했는데 거기가 집이 아니잖아? 그래서, 아는 후배나 직장 부하직원 자취하는데 며칠만 살다가 이래선 안 될 것 같아서 고시원에 들어갔지."

"네? 부장님은 수입도 엄청 많으시고, 그동안 활동하신 년 수가 얼마나 긴데요?"

"집이라도 한 채 사면되지 않냐 그거지?"

"네."

"자네 부부 사이에 자녀는 있나?"

"아뇨, 아직 저희 부부 둘 뿐입니다."

"그럼, 그럴 때 돈 많이 벌어서 잘 모아둬. 자녀 생기고 유치원이라도 다니기 시작하면 돈 들어갈 곳 장난 아냐. 월수입이 1천만 원은 되어야 자녀들 학원도 보내며 하고 싶은 거 하게 해주면서 살 수 있어. 나도 연봉이 높다고 이야기를 듣는 편인데도 불구하고 지금까지 풍족하게 살아본 적은 없던 거 같아. 회사에서 나한테 주는 그 돈이 다 내 돈이 아냐. 거래처 관리하는데 경조사 챙기고 하다보면 내 삶이란 없어. 평일엔 회사에서, 주말엔 거래처 경조사에서, 공휴일엔 골프장에서 살아가는 게 우리 인생이거든."

"네."

남편은 박 부장의 이야기를 들으며 점점 얼굴이 안쓰럽게 쳐다보는 표정이었다.

"그렇게 쳐다보지 마. 난 안 불쌍해. 이번 주말엔 꼭 병원에 가야 해. 건
강검진도 받아야 하고, 약도 타야하고. 바쁘지. 잘 모르는 사람들은 골프
치는 거나 그런 거로 운동하는 거 아니냐고 하는데, 거래처 사람들이랑 어
울리는 거 그거 운동 안 돼. 상대방을 챙겨줘야 하고 신경 쓰고, 회사 매출
도 올려야 하는데 운동이 제대로 되겠어?"

이때, 박 부장의 전화가 울렸다. 전화기의 화면을 보고 누가 걸었는지
본 후에 박 부장은 남편을 다시 봤다.

"이제 가 봐. 교육 끝. 인생 상담은 자기가 직접 살아보는 게 최고야. 다
만, 다른 사람들 이야기를 새겨들어서 똑같은 실수를 하면 안 되는 게 중
요하고."

"네? 네. 그럼 이만 저는 제 자리로 가보겠습니다."

"응. 아이고, 이게 누구세요? 김 이사님? 네, 네. 이번 주말에 골프 라운
딩이요? 좋지요. 제가 김 이사님을 얼마나 좋아하는데요, 김 이사님이랑
골프를 친다면 모든 걸 취소하고 무조건 가는 거 아니겠습니까? 제가 그
럼 예약할까요? 제가 골프장 회원권이 있는 데가 있어서요. 이번 주말에
그럼 아침에 모시러 가겠습니다."

남편은 박 부장이 전화를 받는 소리를 들으며 돌아섰다. 박 부장에게
파스를 받아든 남편은 자리로 돌아와서 책상 서랍에 파스를 넣었다. 어깨
결림이 평소와 다르게 심하긴 하지만 잠을 잘 못자서 담이 결린 거라고 생
각하고 파스는 조금 더 증세를 지켜본 후에 붙이기로 했다.

퇴근 후, 집.

집에 돌아와 손발을 씻은 남편은 저녁식사를 차린 식탁 앞에 앉았다. 아내가 청국장을 끓여 가져왔다. 식탁 위에 받침을 깔고 그 위에 청국장 뚝배기를 올린 아내도 남편 앞에 앉았다.

"오늘은 청국장 드세요."

"아내님, 자긴 진짜 대단해. 매번 이렇게 맛있는 반찬을 신경 써서 하는 것도 고마운데 남편 건강, 아내 건강을 생각하며 요리를 하잖아? 다른 집에선 인스턴트 제품 사다가 후라이팬에 튀기거나 해서 먹는다는데. 어떤 집은 그것조차도 안 해준데."

"아침 식사는 꼭 챙겨먹는 게 좋아. 영양분이 부족하면 뇌가 활동하는 데 영향을 주니까 공부나 업무를 하는데 방해가 되거든."

"아침식사?"

"응, 아침식사."

"아내님, 고마워. 그리고, 사랑해. 많이 사랑해."

아내는 남편 얼굴을 쳐다봤다. 퇴근 후에 집에 와서 식사하는 게 하루 이틀도 아닌데 오늘은 전과 다르게 아침식사 얘기를 하는데 고맙다고, 사랑한다고 이야기하는 남편이 이상했다.

"왜 그래?"

"오늘 박 부장이란 분이 아내를 모시면서 살래. 나 그러기로 했어."

"난 또. 잘 했어. 어서 식사하세요, 남편님."

"응."

얼굴에 웃음을 띤 남편이 밥 수저를 들고 밥을 한 수저 뜰 때였다.

"아야."

"남편 왜?"

"어깨가 아파."

"어깨가? 왜 오늘 무슨 일 있었어?"

"아니, 그냥 아파. 잠을 잘 못났나 싶은데, 그건 아닌 것 같고. 그냥 아프데."

"병원이라도 가지 그랬어? 파스 줄까?"

"아니, 참, 파스는 아까 말한 회사에 박 부장이란 분이 준 게 있어. 회사에 두고 왔네."

"어떻게 하지? 지금 많이 아프면 내가 다시 사올게."

"아냐, 식사하고 좀 누워있어 볼게. 그리고, 내일 아침까지 안 나으면 병원에 다녀와야지."

"그래, 그게 좋겠어. 남편! 몸 아프면 바로바로 챙기는 거 잊지 마. 우리 몸은 기계가 아냐."

남편은 아내 얼굴을 쳐다봤다.

"아내도 우리 몸이 기계가 아니라고 하네?"

"응, 왜?"

"또 같은 얘긴데, 박 부장이란 분이 회사에서 그랬거든. 몸 관리 잘 하라고. 우리 몸은 기계가 아니라고."

"응 맞아."

"근데 우리 몸 안에 뼈도 있고, 그런 거 보면 이따금 우리 몸도 기계란 생각이 들기도 해. 뼈를 딱딱 맞게 조립해서 움직이게 한데. 응?"

아내가 청국장을 국자로 떠서 남편 앞에 놓인 앞 접시에 담았다. 남편이 청국장을 한 술 떠서 밥과 함께 입에 넣었다.

"남자 여자 뼈 개수가 같을까? 다를까?"

아내가 남편을 보며 물었다.

"같지!"

아내는 말이 없었다. 그러자, 불안해진 듯 남편이 다시 말했다.

"다른가?"

"아니, 같아."

"몇 개야?"

"신생아일 때는 200개가 훨씬 넘는데 커가면서 변해. 성인의 경우 206개가 되는 거야."

"신생아 뼈가 450개? 대단하네. 그럼 206개만 남고 다른 뼈는 다 사라져? 녹아?"

"아니, 커 가면서 뼈들이 합쳐지는 거야. 서로 서로 붙어."

"남자 여자가 뼈 모양도 똑같아?"

"뼈 크기나 모양은 약간 달라. 여자의 갈비뼈가 남자보다 한 개가 더 많기도 하고."

남편은 고개를 끄덕였다.

"나도 그건 알아. 하나님께서 남자를 먼저 만드시고, 남자의 갈비뼈 하나를 빼서 여자를 만드셨으니까 그렇지?"

뼈의 에너지 '골기'

골기테라피란 피부를 통해 뼈에 자극을 주어 원하는 얼굴형과 바디라인을 만들어주는 테라피 중에 하나로 불린다. 골기 테라피는 무엇보다도 혈액 순환을 원활하게 해주는 게 중요한데 영양분 공급과 노폐물 배출이 이뤄지면서 건강한 몸과 마사지를 통한 얼굴형이 완성되는 방법이다. 골기테라피는 좌우 비대칭인 얼굴을 균형감 있는 얼굴로 만들어주는데 도움이 되며 얼굴에 살집이 많거나 골격 형태가 울퉁불퉁해서 매끄러운 라인이 어려웠던 경우에도 효과를 볼 수 있다.

골기테라피의 시작, 우리 몸의 뼈는 우리 몸의지지 기능을 담당하는 조직으로 세포와 뼈 바탕질로 이뤄져 있다. 뼈 바탕질이란 단백질 섬유와 무형질로 이뤄져 있는데 여기에 칼슘염이 들어 있어서 뼈가 단단하게 느껴진다.

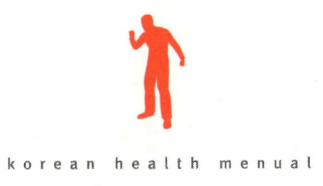

korean health menual

뼈와 근육

"**응**."

아내가 웃으며 남편을 바라봤다.

"나도 아는 게 많아. 말하지 않을 뿐이지."

어깨를 으쓱거린 남편은 리모콘을 집어 TV를 켜려는데 마침 남편 전화기가 울렸다.

"뭐지? 아, 메신저 어플을 깔았더니 스팸 메일이 오네. 같이 게임 하재."

"누가?"

"음. 회사 동료인데, 그 사람이 직접 보냈을 리는 없고, 뭐 광고겠지?

신경 안 쓸래."

"근데, 남편!"

스마트폰을 들여다보는 남편을 곁에서 바라보던 아내가 부르는 소리에 남편은 아내를 향해 고개를 돌렸다.

"턱 당겨봐."

"웅?"

"지금 그 자세에서 턱을 목 쪽으로 가깝게 당겨 봐. 어때?"

남편은 스마트폰을 보다가 턱을 목 방향으로 당겼다.

"어, 편해. 뭔가 이상한 기분이 드네. 왜 편하지?"

"남편 지금 거북이 같아. 어깨 움츠리고 머리 앞으로 쏙 빼고, 팔은 스마트폰 들고 있어서 접은 상태인 거."

"진짜? 그러네."

아내는 소파로 와서 남편의 어깨를 펴주고, 턱은 목 쪽으로 향하게 방향을 고쳐줬으며 구부리고 앉은 등은 곧게 편 자세를 취하게 했다.

"어때?"

"와, 편하다."

아내는 남편 얼굴을 바라보며 말했다.

"앞으론 이런 자세로 해. 아까처럼 거북이 자세는 우리 몸 건강에 진짜 안 좋아."

"응, 고마워. 난 아무 생각 없이 자세를 취한 건데, 그게 거북이 닮은 거였어? 웃기기도 하고 조금은 내 자신이 딱하네. 하하."

남편은 소파에 등을 기대고 비스듬한 자세에서 소파 옆에 거실에서 쓰는 전화기가 놓인 곳에 두었던 책을 집어 펼쳤다. 아내가 남편 옆에 와서 앉았다. 남편이 책을 접으며 말했다.

"사람의 뼈는 그러고 보면 자꾸 자라고 변하고 움직이는 거 같아, 맞지?"

"응. 사람 뼈는 계속 변화하는 살아있는 조직이야. 우리 몸엔 스스로도 잘 모르는 신비한 사실들이 있는데 가령 이런 거야."

남편은 조금 전에 켰던 TV를 껐다. 그리고, 들고 있던 책은 다시 접어서 거실 전화기 옆에 뒀다. 이건 남편과 아내가 서로 배려하는 행동이기도 했다. 둘이 같이 결혼하고 살면서 상대방과 이야기할 때는 TV와 전화를 닫으며 책이나 신문, 잡지를 보면서 얘기하지 않는다는 것이었다. 오로지 대화에 충실하고 서로의 이야기에 귀를 기울여주자는 약속이기도 했다.

서로 가장 잘 알고 사랑해서 결혼한 부부 사이이더라도 상대에 대한 배려는 최선으로 해주자는데 의견을 같이 했다. 남편과 아내는 소파에 마주 앉았다.

"우리 몸에서 근육량이 체중에 영향을 많이 주고 운동을 하는 건 뼈가 아니라 근육이란 거야. 물론, 뼈와 뼈는 인대에 의해 연결되는데 뼈와 근육 사이엔 힘줄이 있어. 우리 몸의 움직임은 반드시 2개 이상의 근육이 작용해서 이뤄지는데, 근육은 당겨지는 수축운동만 가능하고 늘어지는 확장운동은 근육 운동이 아니라는 거지."

"재밌다."

남편은 아내의 이야기를 들으며 오른팔을 폈다가 접어보기도 했다. 오른팔 팔뚝에 알통을 만들며 보여주는 남편을 보고 아내가 웃는다.

"뼈 사이에 아무 것도 없는 건 아니고 거기에도 피가 흐르는 통로가 있어. 어떤 뼈에선 피가 만들어지기도 하거든. 그리고, 운동하는 건 뇌의 작용이라고 알고 있을 텐데 반사운동일 경우엔 우리 몸에서 뇌 대신에 척수가 담당하는 운동이야."

TIP

마사지의 종류

마사지를 전문 분야로 하는 명칭의 국가자격증은 아직 없는 상태이며, 비슷한 분야 자격으로 피부미용사 또는 테라피스트라고 부르는 자격이 있다. 마사지는 건식 마사지와 습식 마사지로 나뉘는데, 건식 마사지란 옷을 입은 상태에서 손이나 도구를 사용하는 마시지 방식이고, 습식마사지란 마사지오일 등을 사용해야 하므로 탈의를 한 상태에서 받는 마사지다.

건식마시지의 종류로는 스포츠마사지, 지압 등이며, 습식마사지의 종류는 오일마사지, 아로마 마사지, 경락마사지 등이 있다.

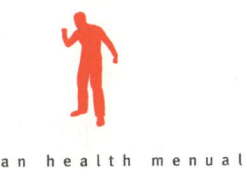

오십견

"**참**, 아내님, 오십견이 뭐야? 회사에 박 부장님이 말하던데 오십견 안 걸리도록 주의하라던데."

"오십견?"

"응."

아내가 남편의 양 어깨에 자신의 두 팔을 뻗어 양 손을 올려 잡았다.

"사람이 나이가 들면서 근육이 점점 굳어지게 되는데, 운동을 하면 근육량을 지키면서 굳어지는 속도를 늦출 수도 있긴 하지만 막을 순 없어. 그래서, 근육이 굳어지는 질환이 오십대의 사람들에게 자주 생긴다고 해서 오십대의 어깨라는 의미로 오십견이라고 부르게 된 거야. 근데, 정식

명칭은 프로즌 숄더(frozen shoulder)라고 해서 굳은 어깨란 표현을 해."

"그렇구나."

"그럼 오십견이란 게 많이 아픈 거야? 욱신거리고?"

아내는 남편의 어깨를 잡은 손에 힘을 줬다.

"아니. 여기 그리고 여기."

남편은 아내가 힘을 주는 어깨 부위를 자기 손으로 다시 만져봤다.

"오십견은 어깨를 움직일 수가 없는 게 특징이야. 명칭하고 똑같아. 통증만 있고 자유롭게 움직이는 건 오십견이 아냐. 그전에 어느 분을 보니까 오십견이 왔다고 하시면서 보여주시는데 팔을 위로 올리질 못하시더라고. 너무 안쓰러웠어."

"그러네. 그럼 난 오십견은 아니네? 어깨가 찌릿한 통증은 있는데 움직이지 못하는 건 아니니까."

"오십견에 걸리면 그래서 아프다고, 움직일 수 없다고 진짜 안 움직이면 안 돼. 치료를 해서 운동기능을 줘야하는데 그런 거 안 하고 가만두면 나중에 어깨로 할 수 있는 rp 아무 것도 없게 돼."

"그럼 오십견이란 건 나이가 들면서 누구에게나 오는 거야?"

"아니, 아까 뼈와 뼈를 연결하는 게 인대라고 했잖아? 그럼, 인대가 끊어져서 오십견이 되는 사람들도 있어. 어깨인대는 4개가 있는데 1개만 남아도 정상적인 생활은 다 할 수 있다는 게 특징이야."

"수술해야 해?"

남편은 걱정스러운 표정이었다. 회사에서 박 부장의 이야기를 들은 게 기억났다. 이번 주말에 병원에 반드시 가야한다고 했는데 마치 걸려온 거래처의 전화를 받으며 병원 대신 골프장을 예약하는 모습이 떠올랐다. 전화기를 통해 상대방에게 웃는 목소리의 박 부장이었지만 표정은 어두웠던 것도 기억났다.

"수술은 최후에 선택해야 하는 방법이고, 굳은 인대를 마사지하면서 풀어주는 치료법도 있어. 경우에 따라서는 초음파나 전기 자극을 주기도 하는데 만약 어깨 뼈 쪽에 염증이 생겨서 아플 경우라면 스테로이드제 주사로 치료하기도 하거든."

"오십견 증상으로 의심되면 그럼 어딜 찾아가야 하는 거야? 외과? 내과?"

"응, 그건 재활의학과를 먼저 가서 진료를 받아봐야 하고, 그 다음에 의사의 소견으로 결정해서 정형외과에서 치료 받는 게 좋아."

"오십견인지 아닌지 내가 알려면 어떻게 아는 방법이 없을까? 어깨가 아프다고 무조건 갈 수도 없으니까."

"이렇게 해 봐."

아내는 남편의 어깨에 댔던 손을 떼고 남편에게 어깨를 움직이는 방법을 알려줬다.

"허리를 편 상태에서 어깨를 이용해서 양팔을 앞으로, 옆으로, 위로 펴 보고, 등 뒤로 돌려서 손바닥이 포개지도록 대 봐. 이게 잘 안 되면 오십견 증상으로 의심할 수 있어."

"다행이야, 난 잘 되는데? 맞지?"

"응, 잘 되네. 참, 오십견일 경우에도 어깨가 아픈데 그나마 움직일 수 있는 경우가 있어, 이럴 때 바로 병원에 가서 진단을 받아야하는데, 자칫

하다간 시기를 놓칠 수가 있으니까 조심해야 해. 오십견 증상 중에 초기엔 통증만 있다가 점점 어깨를 움직이지 못하게 되는 상황이 오거든."

"아, 무섭네. 조심해야지."

남편은 어깨를 부르르 떨어 보였다. 아내의 이야기에 다소 안심을 하는 얼굴이었다. 남편은 아내의 어깨에 양손을 올려두고 안마를 해주기 시작했다.

"남편의 안마를 다 받아보네? 고마워."

"별말씀을요."

"남편도 뱃살 좀 관리해야 해. 알지? 운동이 부족한 상태에서 점점 비만체형이 되면 성인병 걱정도 해야 할 수 있어. 당뇨 같은 거 오면 인슐린 주사도 맞아야하는데 이때 근육이 또 줄어들게 되기도 하거든. 근육이 줄면 운동량이 더 부족하게 되고, 오십견이 있을 땐 증세를 더 악화시키게 될 거야."

"알았어, 나 요즘 운동 꼬박꼬박 잘 하잖아."

"그럼, 그래서 우리 남편 아내가 믿고 의지하잖아."

남편은 아내 어깨를 주물러주며 나랑 같이 사는 여자가 어깨가 생각보다 많이 약하다는 생각을 하는 중이었다. 한 남자를 믿고 결혼을 해준 여자에게 그 남자가 해줄 것은 무엇일까? 남편의 머릿속에 아내를 위한, 아내를 행복하게 해줄 방법들이 나타났다가 사라지곤 했다. 어느 것 하나도 아내를 위해 충분할 만큼 베풀지 못하는 방법 같았다.

그때였다.

"남편님."

아내가 불렀다.

골다공증의 위협

우리 몸의 뼈는 성인이 되어 성장을 멈추는 게 아니라 계속 움직이며 스스로 작용하는 기능을 갖는다. 30살 전후까지 왕성한 성장을 이어가다가 이후 5년 간격으로 골밀도가 줄어들기 시작하는 게 일반적이다.

골다공증이란 뼈가 약해지고 뼈 속에 밀도가 줄어들면서 쉽게 부러지거나 다칠 가능성이 많은 상태를 말하는데, 뼈를 만들고 흡수되는 과정에서 불균형한 상태가 원인이 된다. 가령, 흡수과정을 거쳐 뼈가 다시 생성되어야 하는데 뼈 생성이 잘 안 되거나 흡수향이 많아질 경우 골다공증 증상이 나타난다.

골다공증을 막으려면 우선 꾸준한 운동이 필요하다. 뼈는 적당한 운동에 비례해서 더 튼튼해지는 습성이 있다. 그리고, 소금 섭취량을 줄이면서 짜게 먹지 않도록 하고 요구르트, 생선, 해조류, 두부, 귤, 무청 등을 적도록 한다. 음주와 커피, 땅콩, 흡연은 피하도록 하자.

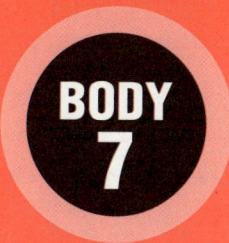

Korean Health Menual

소화기관의
스트레스

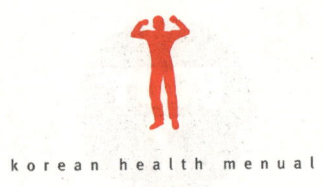

위 :
내 몸에 좋은 음식

"**뭐** 먹고 싶어?"

"왜?"

"모처럼 남편님에게 안마를 받으니까 뭐라도 해주고 싶어서."

"그래? 신기하네."

"왜?"

"나도 지금 우리 아내님 위해서 앞으로 더 사랑해줄 방법을 찾고 있었거든."

"우와! 역시 대단한데!"

아내랑 남편은 서로 마주 보고 웃었다. 아내는 웃는 남편의 얼굴을 보며 자신이 사랑받고 있다는 행복감에 웃음이 나왔고, 남편은 자신에게 둘도 없는 든든한 편이 생겼다는 자부심에 더 행복했다.

남편은 아내에게 결혼식을 마친 첫 날 밤에 꺼냈던 이야기가 기억났다. 결혼식이란 약속을 의식이며 결혼이란 서로 다른 두 명의 남자와 여자가 만나서 하나의 가정을 이루는 거니까, 앞으로 남편이 가진 50%를 버리고 아내의 50%를 합쳐서 둘이 하나의 100%가 되자고 했던 이야기였다.

남편의 이야기를 들은 첫 날 밤의 새색시는 말없이 남편의 팔을 끌어안았고 호텔 밖으로 보이는 풍경에 쉽게 잠들지 못하던 시간이 기억났다.

아내가 자신의 오른팔로 남편의 왼팔을 툭 쳤다. 아내의 어깨 위에서 안마를 하던 남편의 손이 멈춘 후였다.

"그럼, 내일 맛있는 거 해줄게. 퇴근 후에 기대해."

"알았어."

· · ·

다음 날.

따르릉.

남편이 퇴근할 시간에 맞춰 저녁식사를 한창 준비하던 아내는 전화벨 소리를 들었다. 거실에 놓아둔 전화기였다.

"네, 여보세요?"

"응, 안녕, 나 미진이야!"

"어, 미진아! 오랜만이야! 너 그동안 어떻게 지냈어?"

"나 그동안 미국에 있다가 이제 결혼하려고 한국에 왔어."

"우와! 반가워. 너 그때 유학 간다고 했는데 벌써 시간이 그렇게 흘렀어?"

"응, 그러니까. 나 미국에서 학교 마치고 직장 다니다가 남자 만났거든. 그래서, 한국에 들어와 살려고."

"잘했어. 그럼 우리 앞으로 자주 보자. 얼마 전에 미영이도 만났는데, 네 얘기 많이 하더라. 우린 삼총사였잖아!"

"그래? 미영이는 뭐하고 지내니?"

"걔는 보험회사 다니면서 성공했어. 사람들의 미래를 책임진다는 신념으로 자기 일도 즐거워하더니 얼마 전에 간부사원으로 승진했데."

"그래, 그래. 참, 너는 오늘 저녁에 뭐하니? 시간 괜찮으면 너 남편이랑 같이 나와라, 나랑 결혼할 사람이 한국에서 가장 친한 친구 만나서 같이 밥 먹자고 해서 너한테 전화 걸었어. 한국에 오자마자 건 거야."

"그래? 알았어, 남편에게 물어보고 바로 전화 해줄게."

"응."

그날 저녁.

남편과 아내는 오랜만에 연락이 된 아내의 여고 동창을 만나 시내에서 저녁 식사를 함께 하기로 한 장소로 향했다. 여고동창이 알려준 시내에 있는 유명한 이탈리아 음식점에서 만나기로 한 아내는 남편과 함께 자동차를 타고 약속장소로 향했다.

남편은 아내의 동창생 미진에 대해 결혼 전에 들은 적이 있었다. 아내랑 사귀기 시작하기 전에 이미 미국으로 유학을 간 미진은 남편과 인사할 기회가 전혀 없었고 결혼식 날에도 학교 시험으로 한국에 다녀가지 못하며 아내도 많이 보고 싶어 하던 친구였다.

미진이는 어릴 때부터 그림에 소질이 있어서 나중에 어른이 되면 화가가 되고 싶다던 친구였는데 대학시절에 인턴생활을 해본 패션회사에 다니면서 다시 패션디자이너가 되겠다는 꿈을 세워 미국으로 유학을 갔었다.

유학을 가기 전에 인턴으로 미진이가 다니던 한국의 패션회사는 남편도 책을 통해 어느 정도 알고 있던 회사로, '콩나물'이란 순우리말 패션브랜드로 세계 시장에서 맹위를 떨치는 상태였다.

미진이가 다닐 때만 하더라도 글로벌 패션기업 10위 안에 진입하며 한국의 패션디자이너인 빅터리라는 남자가 새롭게 제시한 맞춤식 기성복 디자인으로 세계 각 국으로부터 큰 반응을 이끌어냈으며, 한국에 본사를 두고 홍콩에 지사를 운영하면서 세계의 각 SHOP에 있는 모든 구성원들이 패션디자이너가 되어 근무하는 색다른 경영방식으로도 유명한 회사였다.

이곳에서 미진이는 패션디자이너의 매력에 빠지게 되어 미국 유학길에 나섰고, 드디어 학교를 졸업하고 취업한 상태에서 자신의 남자를 만나 한국으로 들어온 날이었다.

약속장소에 도착한 아내와 남편은 예약자 명단에서 미진을 발견하고 직원의 안내로 식당으로 들어갔다.

"미진아! 안녕!"

"어머, 오랜만이다! 반가워. 너 남편분이시니? 안녕하세요, 반갑습니다!"

"네, 안녕하세요, 아내에게 말씀 많이 들었습니다."

"안녕하세요, 미진씨와 결혼할 제임스입니다."

남편과 아내가 들어간 식당에서 미진은 자신과 결혼할 남자를 소개했다. 제임스라는 중국계 미국인으로 미국에서 명문대학을 졸업하고 글로벌 기업의 임원으로 근무하는 중이라고 말했다. 미진과 결혼을 하게 되면 곧바로 한국 지사장을 맡아서 서울에서 살게 될 예정이라고 했다.

● ● ●

얼마나 지났을까?

남편과 아내는 다시 집으로 돌아오는 자동차에 몸을 실은 상태였다. 오랜만에 만난 친구와 그동안 못 다했던 이야기를 다 나눈 아내는 행복한 모습이었다. 남편은 조수석에 앉아 등받이에 기대고 살짝 잠이 든 아내의 모습을 보며 잠이 깨지 않도록 자동차를 더욱 안전하고 부드럽게 몰았다.

"다 왔어?"

"응. 들어가시죠, 아내님."

아내가 남편보다 먼저 현관문을 열고 집 안으로 들어섰다. 거실에 불을 켜고 안방으로 들어가서 옷을 갈아입고 다시 나왔다. 남편은 아내가 옷 갈아입는 동안 거실에 앉아서 TV를 켰다. 최근엔 한국인 가수 한 명이 온라인 동영상 사이트를 통해 미국 시장에 진출해서 큰 화제를 모으는 중이었다. TV에선 그 가수의 뮤직비디오 조회 수가 하루가 다르게 올라간다며 뉴스로 내보내기까지 했다.

아내가 안방에서 나와 주방으로 향했다. 따뜻한 귤 차를 마시고 싶던 아내는 남편을 불렀다.

"남편도 귤 차 드릴까요?"

남편은 아무런 대답이 없었다. 무심코 소파 쪽을 바라본 아내는 남편의 모습이 보이지 않자 화장실 쪽으로 다가갔다. 화장실 실내등 스위치가 켜진 상태로 봐서 남편이 그 안에 있었다.

잠시 후, 남편이 화장실에서 나왔다.

"나 속이 안 좋아."

"왜? 저녁식사 안 좋았어?"

"먹을 땐 좋았는데, 먹고 나니까 배가 부글거려서 아까 차 운전하면서 오는 중간에도 참느라 혼났어. 지금 화장실 다녀왔는데도 아직 개운하지가 않네."

"난 괜찮은데, 하긴. 아까 친구랑 얘기하느라 음식은 거의 먹지도 않았구나."

"그래, 아내는 친구랑 이야기만 하고, 나는 그 제임스인가 중국계 미국인하고 마주 앉아서 뭐 할 말이 없어서 계속 먹기만 했어. 먹고 있으면 말을 안 시키니까."

남편은 소파에 앉으려다가 다시 화장실 쪽으로 뛰어갔다.

"잠… 잠깐."

아내는 남편 모습을 보며 뭔가 생각난 듯 조금 전 찻잔에 넣어둔 귤껍질을 확인한 후 찻잔에 뜨거운 물을 담았다. 향긋한 귤 향기가 거실에 흘렀다.

"이거 먼저 마셔봐. 소화에 도움 될 거야."

"응. 난 근데 속이 왜 이렇게 약하지? 아내가 해준 건 다 먹어도 괜찮은데, 외식을 했다하면 속이 부글거리고 화장실을 들락거리니 말이야."

아내가 남편에게 말했다.

"사람의 위는 소화기관인데 주머니처럼 생겼어. 그래서 음식물이 다른 기관으로 이동하기 전에 잠시 보관되는 장소로도 쓰여. 우리 그런 말하잖아? 고기를 먹어야 든든하지 라는 말?"

"응. 그럼. 그런 이야기 자주 하지."

"위에 100g 정도의 고기가 들어가면 평균 4시간은 위에서 머물러. 생선은 한 3시간 정도 머물고 밥 한 공기 정도가 2시간 50분 정도 머물지."

"그래? 진짜 고기 먹으면 든든하다, 그치?"

남편이 웃었다. 남편은 배를 살살 쓰다듬으며 아내가 건넨 귤 차를 마셨다.

"위엔 여러 음식이 들어오는데 고기나 곡물, 물, 밀가루로 만든 빵 같은 거 등등, 엄청 많은 음식이 오거든. 그래서 단백질이나 탄수화물, 지방 영양소를 골고루 분해할 수 있도록 소화 효소가 위벽에서 나오는데, 남편 생각은 어떻겠어? 고기 같은 거 소화시키려면 강한 효소가 나와야 하는데 혹시라도 위벽이 손상되면 안 되니까 위벽을 보호해야겠지?"

"그럼, 위벽이 다치면 어떻게 해? 근데, 그게 자동으로 되는 거야? 우리 뇌에서?"

"응, 위벽 보호를 하려고 '뮤신'이라는 점액질 성분이 위벽을 코팅해서 음식물을 소화시킬 때 나오는 효소에도 끄떡없도록 위를 보호해줘."

"소화하기 힘든 거 먹으면 뮤신이란 게 있어도 위벽이 다칠 수도 있을 것 같은데?"

"응, 맞아. 생선 가시가 특히 안 좋아. 그래서, 마른오징어나 생선가시 같이 딱딱하고 질긴 음식은 입에서부터 잘게 잘 부숴서 식도로 삼켜야 해. 그래야 위에 피해가 적고 소화하는데도 좋지."

남편은 귤 차를 한 모금 더 마셨다. 아내가 타서 주는 귤 차라서 그럴까? 따뜻한 귤 차가 몸속에 퍼지면서 몸이 나른해지는 기분이 들었다. 방금 전까지 쓰리고 부글거리던 뱃속도 차츰 진정되는 기미가 느껴졌다.

"위에 저장용량은 얼마나 되는 거야?"

"위 용량은 음식물을 진짜 배부르게 먹었을 때 약 1500ml 정도 되는데 너무 많이 먹으면 위가 소화운동을 하는데 부담이 될 수 있는 거니까 적당한 식사량이 필요해."

"소화운동?"

남편은 찻잔을 들어 얼마 남지 않은 귤 차를 마저 마셨다.

"우리 몸에 필요한 영양소는 탄수화물, 지방, 단백질이 있는데, 이걸 3대 영양소라고 하고, 여기에 3가지를 더 추가해서 비타민, 무기질, 물이라고 해. 탄수화물은 입에서 침이라는 아밀라제 효소로 소화시키게 되는데, 위에 음식물이 도착하면 위 운동을 통해서 소화활동을 하는 거야."

"지방이나 단백질은?"

"응. 지방은 위에서도 소화를 하긴 하는데 지방 영양소는 작은창자로 들어가서야 완전히 소화될 수 있어. 이때는 리파아제라는 소화효소가 췌장에서 나오는데 이걸 이용해서 소화하지. 작은창자에서 단백질도 완전히 소화가 되는데, 위에선 단백질을 분해해서 아주 작은 크기로 만들어 버리는 게 특징이야."

아내는 남편의 찻잔을 들고 뜨거운 물을 다시 담기 위해 정수기 쪽으로 걸어갔다. 남편은 아내의 모습을 보면서 소파에 등을 기댔다.

"궁금한데? 웨에서 소화효소가 나온다는데, 위가 위를 소화시켜버리면 안 되잖아? 고기도 소화시킬 수 있는 효소가 나오는데 사람의 위는 어떻게 안전하지?"

"응, 그래서 뮤신이란 거 있잖아. 위벽을 보호하는 거. 그리고, 위에선 흡수가 안 돼. 소화효소를 분비해서 영양소를 얻긴 하지만 위가 직접 흡수를 하는 건 아냐."

"아, 흡수를 안 하니까 소화효소에 의해서 위벽이 상할 염려도 없어지는 거네?"

"응."

아내는 남편에게 귤 차를 더 갖다 준 후에 소파에 앉아서 미진이 선물로 준 스카프를 만지고 있었다. 미진은 남편에겐 지갑을 선물했다.

"음식물은 시간이 오래 지나면 썩게 되는데, 몸 안에 들어간 음식물도 그렇지 않을까? 우리 체온이 있어서 엄청 더울 텐데? 그럼 위에서 4시간이나 머물던 고기 같은 음식물들이 작은창자나 큰 창자자로 가면서 빨리 상하면 어떻게 하지?"

"응. 그게 위에서 나오는 위산 덕분에 썩지 않는데. 사람 배에 들어갔

276

다가 위산하고 섞인 다음에 다시 입 밖으로 나온 음식물들 있잖아? 속이 이상해서 토한다거나 하는 거. 그걸 우연히 봤더니 썩지 않더라는 거야. 위산의 효능이 그만큼 대단한 거 같아."

TV에서는 어린이가 남자 가수의 춤을 흉내 내는 장면이 방송되는 중이었다. 말이 뛰는 모습을 흉내 내며 따라하는 어린이의 표정을 보고 미소를 짓던 남편이 아내에게 물었다.

"아내님, 그럼 어린이들은 소화를 어떻게 해? 고기나 이런 거 알지 못 먹는 어린아이들."

아내는 스카프를 목에 두르고 거실 벽에 달린 거울 앞에 서서 모양새를 살펴보고 있었다. 남편은 미진에게 받은 지갑세트를 무릎 위에 올려놓고 포장지를 조심스럽게 뜯기 시작했다.

"어린이들은 위벽에서 '레닌'이라는 소화효소를 내보내는데 이게 우유랑 섞이면 우유에 있는 카세인을 단백질 덩어리로 만들어 줘. 그래서, 어린아이들은 우유를 먹으면 위에서 단백질 덩어리가 돼서 천천히 소화를 하게 돼."

"어른들도 그럼 그런 거 나와?"

"아니, 어른은 레닌이란 효소가 없어. 어린아이들만 있는 특징이야."

"그렇구나. 정말 알면 알수록 사람 몸은 신기한 거 같아."

남편은 지갑세트의 포장지를 뜯고 지갑을 꺼내 들었다. 디자인도 멋지고 무엇보다도 지갑의 크기가 마음에 들었다. 양복 안주머니에 쏙 들어가는 알맞은 크기였다.

"미진에게 고맙다는 인사를 다음에라도 다시 해야겠어. 진짜 멋진 지갑이 생겼는데?"

"그래? 남편이 그랬다는 거 나도 미진에게 전해줄게. 나도 좀 봐줘. 스카프 어때?"

"우와! 당연히 예쁘지!"

TIP

서양인처럼 먹는 식단이 만드는 체형의 변화

오늘 하루 당신이 먹은 음식을 골라보자. 치즈, 코콜릿, 음료수, 칵테일, 마가린, 빵, 케찹, 햄, 발효유 중에서 유독 눈이 멈추는 음식은 무엇인가? 빵을 좋아한다는 당신이라면 '빵'에서 눈이 멈출 것이다.

"'빵'이 건강에 왜 나빠? 서양 사람들도 매일 먹잖아?"

이렇게 생각한다면 당신은 어리석은 사람이다. 빵의 주재료인 밀가루는 주로 미국에서 수입된다. 미국인과 한국인이 먹는 밀가루가 똑같다고 생각해선 안 되는 이유다. 미국에서 수확 된지 길게는 1~2년 뒤에야 수입 되서 당신 입 안에 들어가는 그 밀가루는 방부제 덩어리일 수 있다.

"빵 사먹을 때 분명히 무방부제라고 하는 거 봤는데?"

제과점이나 빵집에서 밀가루 빵에 방부제 무첨가라고 하는 건 제조과정에서 무첨가했다는 말에 지나지 않는다. 밀가루 자체에 방부제가 들어있는데 단순히 빵을 만들 때 방부제를 안 넣었다는 게 무슨 소용일까?

그럼, 다시 곰곰이 생각해보자. 저 위에 음식에 들어간 다른 재료를 글자 그대

278

로 적어둘테니 오늘 당신으 먹은 물질을 떠올려보자. 가령, 소르빈산칼륨, 벤조산나트륨, 살리실산, 데히드로초산나트륨 중에 당신이 먹은 건 뭘까? 안타깝지만 당신은 오늘 이 물질 가운데 최소 한 개 이상은 섭취한 뒤다.

정리해보면, '암'과 '비만'이 현대인들의 흔한 질환으로 나타난 게 얼마 되지 않는다. 서구식 식습관으로 인해 생긴 탓인데 비만체형을 보더라도 어깨가 넓어지고 골반이 커지는 서구식 비만이 유독 많고, 20~30대 젊은 층에서 갑상선암이나 우울증, 불면증 같은 질환에 시달리는 사람들이 많은 것도 알 수 있다.

이처럼 서구식 식습관으로 인해 섭취하는 음식들이 우리 몸에 들어오게 되면서 삶과 정신에서 달라지는 게 너무 많아진 요즘이다. 이 글을 읽는 당신이 유난히 요즘 들어 불면증이 생기고, 호흡이 불규칙한 적이 있으며 현기증이나 손발 저림 현상이 있었다면 '스트레스' 때문이라고 단정 짓지 말고 가장 먼저 당신의 식습관부터 고쳐야 한다는 것 잊지 말자.

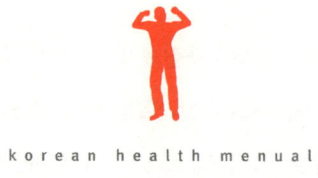

식도 :
화학조미료의 공습 피하기

"**침**이나 삼키고 거짓말하는 거야?"

아내가 남편의 얼굴을 보며 웃었다.

"아냐, 남편은 거짓말 안 해. 그리고, 아내는 진짜 세상의 누구보다도 예뻐. 난 그래서 항상 행운아라고 생각해. 아내가 날 선택해줘서."

아내는 남편의 이야기를 들으며 물끄러미 쳐다보기만 했다. 남편은 아내가 무슨 말이라도 해주길 기다리며 머쓱한 표정을 지었다.

"남편 이야기를 들으면 내가 자꾸 공주병에 걸릴 거 같은데, 듣다 보면 기분이 나쁘진 않아, 그래서 아내도 남편을 말리지 않는 거 같아."

남편의 표정이 밝아지며 아내를 향해 미소를 지었다. 남편은 아내가

280

다시 가져온 귤 차를 이번에도 다 마시고, 빈 잔은 주방으로 들고가서 싱크대에 넣었다.

"이 귤 차, 마시는데 목으로 넘김이 참 좋아. 향긋한 느낌이 코로 전해지고 그냥 마시기만 해도 몸이 좋아지는 걸 느끼는 거 같아."

"응, 그렇지?"

"아내는 마셨어?"

"응, 나도 마셨어."

"참 아까 보니까 제임스라는 사람, 무슨 약을 먹던데? 그게 뭐였지? 무슨 역류성 식도염인가 하는 병 있다던데?"

"나도 친구한테 들었어. 회사에서 하는 일이 스트레스가 많은 편이라서 그 병에 걸렸데. 그래서 미진이 따라서 한국으로 오려는 이유도 업무부담이 덜한 곳에서 쉬려는 이유도 있다던데?"

"식도염?"

남편이 아내에게 물었다.

"응. 목에서부터 위까지 사이를 식도라고 부르는데 그곳에 생기는 염증 같은 거야."

"아프겠다."

"아프지. 식도로 들어가야 할 음식물이 기도로 들어갈 때도 사래가 걸리잖아? 입과 코가 연결되는 곳에 기도로 음식물 들어가는 걸 막아주는 덮개가 있는데 그 기능이 제대로 작동하지 않을 때 기침이 나는 사래가 들려. 우리 몸이 자동적으로 기도와 식도를 구분해서 이용하는 거야."

"식도는 어디야? 내가 내 식도를 볼 수 있어?"

"식도는 구멍 지름이 2cm 정도 되는데 전체 길이는 약 25cm 정도나 돼. 위로 들어가는 다양한 음식물이 통과하는 곳이니까 식도 벽도 탄탄하게 돼 있어. 뜨거운 거나 찬 것도 잘 먹을 수 있는 게 그 덕이야."

남편은 거실 거울 앞으로 가더니 입을 벌려 거울에 비춰봤다. 자기 식도를 보려고 하는 모습이었다.

"입에서 위까지 가는데 음식물이 통과하는 시간이 얼마나 걸려?"

"약 9초 정도면 식도를 통과하지."

"평균 시간이 그래? 그 정도면 진짜 바른데?"

"음식물마다 다른데, 물 같은 건 식도를 통과하는데 똑딱 하고 1초 정도면 바로 통과해버려. 다른 음식들이 약 9초 정도 걸리는 거야."

"제임스는 뭘 삼킬 때 시간이 오래 걸리는 거 같았어. 식도염이라서 그런가?"

남편은 저녁 식사 때 제임스 앞에서 식사를 하면서 본 모습이 기억났다. 제임스는 매운 음식을 좋아하는지 핫소스를 음식에 잔뜩 뿌려서 식사를 했는데 물을 같이 마시지 않으면 잘 삼키지 못할 정도로 힘들어 보였다.

"식도염은 위액이 아래로 내려가지 않고 위로 올라와서 생기는 건데, 위벽하고 다르게 식도 벽엔 소화효소에 대한 보호 능력이 없거든. 그래서, 위에서 소화효소가 올라오게 되면 식도 벽이 피해를 받으면서 거기에 염증이 생기는 거야. 위액이 역류하는 건 사실 스트레스가 큰 주범이라서 업무가 힘들거나 제대로 쉬지 못할 때에도 많이 생길 수 있는 병이야. 요즘 현대인들은 바쁜 일상에 스트레스가 많아서 역류성 식도염이나 위궤양 같은 게 흔한 질병이라고까지 하잖아."

"음식물은 상관없을까? 자극성 있는 거 매운 거 짠 거 이런 것들."

"매운 음식이나 자극성 있는 음식을 즐기는 사람이라면 식도에서 경련이 일어날 수 있으니까 조심해야 해. 식도 협착이 될 수도 있어. 식도가 수축하는 현상인데 가슴이 답답하고 불안한 기분을 갖고 그래."

제임스의 모습을 쉽게 기억에서 떨쳐내지 못한 남편은 아내의 말에 고개를 끄덕였다.

"다른 데도 알려줘."

TIP

음식의 인공 조미료는 나쁘다?

사람의 입맛은 단맛, 신맛, 짠맛, 쓴맛이 있다. 여기에 매운맛이라고 혼동하여 불리는 얼얼한 '통증'이 추가되어 보통 다섯 가지 맛이라고 불리는데, 이와 같은 사람들의 입맛에 더하여 식욕을 더 생기게 해주는 맛을 내는 자료가 조미료다. 물론 '매운 맛'은 맛이 아니고 통증이란 점을 기억해두자.

사람들이 사용하는 천연조미료는 소금과 고추, 후추, 식초, 꿀, 조청, 된장, 간장 등이 있으며 조미료라는 호칭 대신 양념이란 용어를 사용하는 경우가 더 어울린다. 그래서, 양념으로 불리는 천연조미료와 사람들이 인공으로 합성하여 사용하는 인공조미료의 구분을 쉽게 하기 위해 양념과 조미료로 두 가지

방식으로 구분하도록 하자.

인공조미료 중에 대표적인 게 MSG라고 불리는 '글루타민산소다'가 있다. 일본에서는 '아지노모토'라는 상표로 출시되며 큰 인기를 끌기도 하였는데 사실 MSG의 근원을 따라가보면 다시마를 오랜 시간 끓여 우려낸 국이지만 시판되는 MSG는 이를 모방해서 만든 합성조미료일뿐 실제 다시마를 오랜 시간 끓여 만드는 것은 아니란 걸 기억하자. 인공으로 만든 MSG를 먹으면 신경세포를 파괴하거나 신장에서 칼슘 흡수까지 막아서 골다공증의 원인이 되기도 한다.

인공조미료가 우리 몸에 주는 영향을 알고 싶다면 가장 대표적인 인공조미료 '아질산나트륨'과 '소르빈산칼륨'에 대해 기억하자.

'아질산나트륨'은 고기가 들어간 가공식품에 가장 많이 쓰이는 물질로써 먹음직스럽게 표시해주는 역할을 담당한다. 햄, 소시지, 맛살, 생선어묵 등에 주로 사용되는 물질이기도 한 아질산나트륨의 문제점은 고기의 단백질과 만나서 생기는 '니트로조아민'이다. 니트로조아민은 발암물질이며 부작용으로 빈혈, 구토, 호흡 장애가 생기기도 한다.

'소르빈산칼륨'은 방부제다. 음식물을 오래 보관하기 위해 사용되는 것으로 거의 모든 인공식품에 사용되는 물질이다.

그럼 인공조미료와 양념을 구분하는 방법으로 가장 손쉬운 것은 어떤 게 있을까?

그건 바로 제품이름에 '무슨 맛'이라고 적힌 걸 살펴보는 일이다. 게살맛, 양념구이맛, 불고기맛 등등처럼 제품이름에 '맛'이란 용어가 붙었다면 그건 인공조미료가 섞인 제품일 가능성이 90% 이상이다. 예를 들어, '게살맛'이라고 부르는 제품의 내용물을 자세히 보면 실제 게살로 만든 게 아니란 뜻이다.

인공조미료를 먹으면 무조건 몸에 나쁜 것일까?

식당에 들러 음식을 먹으면 유난히 식사 후에 물을 많이 찾게 되고, 입안이 텁텁한 기분을 갖거나 심할 경우 설사나 복통을 일으키는 사람들이 있다. 인공조미료가 섞인 음식을 먹었을 때 제일 먼저 일어나는 몸의 반응을 보더라도 우리 몸에 좋은 건지 나쁜 건지 알 수 있지 않을까?

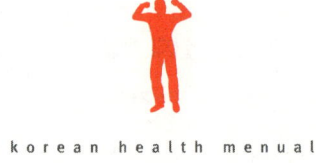

십이지장 : 음식물의 경계점 / 간 : 내 몸의 파수꾼 / 쓸개 : 지방 분해 전문가 / 췌장 : 당뇨의 역습

"**남**편, 그럼, 우리 나가서 산책하며 대화할까?"

"그래? 그러자. 아파트 단지 앞에 공원에 가서 걷기운동 좋아!"

"데이트하는 기분 내고?"

"난 항상 데이트하는 기분인 걸?"

아내가 웃었다. 남편은 아내의 웃는 얼굴을 보며 그런 생각이 들었다. 이 여자만큼은 세상에서 가장 아름다운 미소를 지닌 여자이며 나한테 제일 필요한 여자인 동시에 나를 세상에 유일한 왕으로 대우해주는 세상에 둘도 없는 오직 한 명의 여성이라는 생각이었다.

봄이 왔음을 알리는 꽃들이 만발한 공원엔 저녁 식사를 마치고 산책을 나온 사람들이 많았다. 공원 벤치에 앉아서 다른 사람들을 구경하거나 애완견을 데리고 나와서 공원 산책로를 따라 걷기도 했다. 아내와 남편은 서로 손을 잡고 공원 산책로를 따라 걸었다.

"음식물이 입을 지나 식도를 내려가면 위에 도달하지? 그럼, 다음엔 어디로 갈까?"

"작은창자?"

"아니, 그 앞에 하나 더 있어."

"십이지장."

"맞아. 십이지장."

"십이지장은 길이도 짧은데 별다른 질환이나 병은 안 생기는 거 같은데, 어때?"

"십이지장은 약 25cm 전후의 길이인데 그 이름이 손가락 열두 개를 붙인 두께와 길이가 같다고 해서 부르는 이름이야. 십이지장액, 쓸개즙, 췌장액이 나오며 소화가 이뤄지는 곳이야. 주로 철 성분하고 칼슘 성분을 흡수하는 기능이 있어."

아내가 산책로를 따라 걷는 사람들의 모습을 구경하며 남편에게 물었다.

"남편, 얼마 전에 속쓰림 있었던 거 알아. 근데, 어디가 아픈 거였어?"

"위."

"응, 근데 위염이나 위궤양처럼 위에 생기는 질환으로 착각하기 쉬운 곳이 바로 십이지장이야. 십이지장 궤양의 특징은 이게 있는데, 식사 후에 1시간이 지나서 3시간 이내에 명치에 통증이 계속 되면 이게 십이지장궤양일 가능성이 커."

"십이지장궤양도 스트레스가 원인이야?"

"응, 스트레스는 진짜 모든 병의 원인이라고 할 만큼 위험한 거야. 직접적인 병의 원인이 아니더라도 이를테면 스트레스로 인한 소화 기관 염증이 생기는 경우가 많거든. 신경 많이 쓰는 직업을 가진 사람들에게서 병이 발생할 가능성이 커."

"먹는 건 괜찮아?"

"아니, 현대인들은 소금 성분을 많이 먹고 있는데 여기에 기름진 고기를 많이 먹게 되면서 더 성인병이 많이 생기기 시작했데."

남편은 아내의 말을 들으며 아내의 손을 더 꼭 쥐었다. 산책로는 공원의 가장자리를 따라서 출발점을 걷기 시작하면 나중에 다시 출발점으로 돌아오게 되는 구조였다. 남편과 아내는 산책로에 빈 의자를 발견했다. 남편이 먼저 의자 위에 놓인 나뭇가지를 치우고 아내를 앉게 했다. 아내가 앉은 오른쪽 옆에 남편이 앉았다.

"소금이나 기름진 고기를 먹으니까 간 기능이나 췌장 기능이 약할 위험이 많아지고, 그럼 이게 혈관을 좁게 만드는 병의 원인이 많아서 사람들이 아프게 되거든."

"혈액순환 장애가 생기는 거네?"

"응. 혈액순환에 도움 되는 약을 먹게 되는데 이게 결국엔 십이지장 벽에 안 좋은 영향을 끼치게 돼. 위에서 작은창자로 넘어가는 길목이 십이지장인데 각종 약들이 십이지장에 자꾸 자극을 주게 되면서 벽이 약해지는 거야."

"위궤양? 이거랑 헷갈릴 거 같아."

"응, 근데 차이점은 있어. 빈속인데도 속이 쓰리다면 십이지장 궤양을 의심해야 해. 위일 경우 음식물이 들어가야 위산이 분비되면서 속이 쓰린 건데, 십이지장 궤양은 음식물 없이도 아픈 거야."

"나 어렸을 때는 배고파서 속이 쓰린 애들이 있었어. 그러면 우유라도 마시라고 하고 학교 매점에서 사먹는 애들이 많았거든. 요즘엔 우유급식을 하지만 그걸 아침에 먹어버리고 또 매점 가서 사먹는 거야."

"그래, 하지만 궤양에는 우유를 먹는 것보단 안 먹고 우선 치료부터 하는 게 좋아. 우유 성분 중에 궤양을 악화시키는 우려도 있거든."

"그럼, 약은 어떤 약을 먹어?"

"의사들의 진단을 거쳐서 치료하게 되는데 위궤양이나 십이지장궤양이나 위치도 가깝고 증세도 비슷해서 두 병 모두 같은 약으로 치료할 때도 생긴데."

아내는 공원 의자에 등을 기대고 두 다리를 앞으로 쭉 폈다. 양팔을 들어 등 뒤로 뻗으면서 의자에 앉은 자세로 기지개를 했다. 남편은 아내의 양팔을 뒤로 약간 더 젖혀지게 잡아주며 아내의 기지개를 도왔다.

"다시 걸을까? 공기 좋다."

한결 기분이 좋아진 얼굴의 아내가 남편을 바라보며 장난스런 표정을 지었다.

"남편, 자기는 나 처음 볼 때 가슴 안 떨렸어?"

"왜 안 그랬겠어? 간이 콩알 만해지고, 진짜로 그때 당신만 내 여자가 되어준다면 쓸개 없는 남자랑 소리를 들어도 견딜 수 있을 것 같았어. 당신만 만나면 정말 매일매일 달달한 데이트를 하면서 당뇨병에 걸리더라도 그쯤은 다 이겨낼 것만 같았거든."

"허. 허."

아내는 남편의 이야기를 들으며 기가 찬 듯 너털웃음을 지었다. 남편은 자기 속내를 들킨 사람처럼 아내의 팔짱을 끼며 아내의 얼굴에 자기 머리를 기댔다.

"징그러, 남편. 우와! 난 옛날 추억이 생각나서 그런 건데, 자기는 지금 나한테 건강하려면 어떻게 해야 하는지 알려달라고 말한 거잖아? 우아! 우아! 그걸 다 엮어서 말하네?"

"눈치 챘어?"

"남편 인정. 응, 인정. 머리 진짜 좋아."

아내가 걸음을 멈췄다. 뒤에서 남편과 아내를 따라오던 남녀 커플이 좁은 산책로에서 아내의 곁을 지나 한 줄로 지나갔다. 남편은 아내 뒤에서 따라오던 남녀 커플이 아내 옆을 지나가자 아내의 어깨를 양손으로 끌어당겨 자신의 가슴 쪽으로 더 가깝게 오게 했다.

아내는 남편의 가슴 바로 앞에 선 자세로 남편 얼굴을 바라보며 오른손을 들어 엄지손가락을 펴보였다.

"그러니까 아내님 만났지, 처음에 딱 보는 순간 다른 남자에게 빼앗기지 않으려고 내가 적극적으로 프로포즈 했잖아?"

남편은 아내가 얼굴을 빤히 쳐다보는 게 무안했던지 이번엔 자기가 한 발 먼저 걷기 시작했다. 남편이 걷자 아내가 뒤따라갔다.

"사실 우리 몸에 간, 쓸개, 췌장은 진짜 중요한 역할을 담당하는 곳인데 위나 식도, 십이지장처럼 음식물이 직접 흐르는 곳은 아니라서 상대적으로 보조기관처럼? 음식물을 소화하는 다른 기관의 보조 장치로 생각하는 경우가 있어."

"췌장은 이자라고도 부르지?"

"응, 이자. 췌장액은 이자액이라고 해."

남편과 아내가 아파트 단지 앞에 공원에 와서 산책로를 걷기 시작한 지 20여분 지났을까? 걸음을 천천히 걸었던 이유도 있지만 도시 속 아파트단지에 마련된 근린공원은 빠른 걸음으로 걸으면 10분 안에 한 바퀴를 완주하는 코스였고, 지금 아내와 남편처럼 천천히 걸어도 30분 안에 출발점으로 돌아오게 되는 정도의 길이였다.

남편과 아내가 산책로를 걷는데 산책로에 마련된 공원벤치에 앉은 남자와 여자가 보였다. 20대 초반의 여자와 20대 중반의 남자는 벤치에 앉아 데이트를 즐기는 듯 보였는데 가까이 지나가며 보니 두 사람 모두 아무 말도 하지 않고 서로 다른 곳을 응시하고 있었다.

"저 커플 싸웠나 봐."

"모른 체 해."

"아내도 봤어?"

"그럼. 봤지. 저런 경우 대부분 남자가 잘못한 거야."

"여자라고 같은 여자 편들어 주는 거야? 하하. 여자가 잘못했을 수도 있지?"

"아냐. 왜 그런지 알아?"

"몰라."

아내는 남편의 손을 잡아끌며 벤치에서 빨리 멀어지자는 표시를 했다. 조금 떨어진 후에 아내가 말했다.

"아까 그 커플, 여자 얼굴이 먼 산을 보고 있잖아. 남자는 여자 얼굴을 보고 있고."

"응."

"남자가 여자에게 잘못한 일이 있어서 사과하는 거야. 여자는 남자가 싫은 거고."

"그게 그 뜻이야?"

"원래 남자와 여자는 생각하는 게 달라. 여자는 한 가지 고민이 생기면 혼자서 모든 생각을 다 하다가 최종적으로 자기가 결정을 내리는데, 이렇게 되면 아무도 못 말려. 여자가 그런 말 하는 경우에 남자들 조심해야 해."

"어떤 말?"

아내가 남편을 바라봤다.

"내가 생각해봤는데 우린 아닌 거 같아."

남편의 얼굴이 굳어졌다.

"아내님, 진짜 그 얼굴 하면서 나한테 그런 말 하지 마."

"응? 왜? 내가 그런 게 아니라, 아까 저 여자가 남자에게 했던 말이라고. 그래서, 여자는 이미 마음 정리를 했고, 남자는 여자의 마음을 돌리려고 하는 거고."

"진짜 저 남자 미칠 것 같겠다."

"왜?"

남편이 아내를 쳐다봤다.

"자기 이야기 듣는데, 순간 아내님이 남편에게 그러는 줄 알고 간이 콩알만 해졌다니까!"

"진짜? 진짜?"

"그래, 나 심장 떨리니까, 아내님 이제부터 장난으로라도 그런 말 하지마. 알았지?"

"알았어. 재밌다. 기분 좋네."

"남편 간 콩알 만 하게 해놓고 기분 좋기도 하겠다. 에휴, 저 커플은 괜히 이 산책로에서 내 눈에 보여 가지고 이런 기분을 느끼게 하다니. 나빠."

아내는 허리를 숙이며 웃었다. 남편이 짜증내는 모습이 아내의 기분을 즐겁게 했다. 여자는 의외로, 남자가 생각하는 수준에 비해서 여자의 마음은 단순하다. 가령, 남자들은 다이아몬드가 여자의 마음을 움직인다고 확신하는 경우가 많지만 여자들은 남자의 말 한 마디에 더 감동하는 경우가 많다.

예를 들어, 나와 결혼하면 다이아몬드 줄게 라고 프로포즈 하는 남자에게 모든 여자가 마음을 열고 결혼을 받아들이는 게 아니다. 여자는 자신을 배려하고, 존중해주고 여자의 마음을 알아주는 남자에게 관심을 갖게 되며 시간이 흐를수록 마음을 열게 된다. 여자가 마음을 연 남자가 어느 날 여자에게 프로포즈를 하게 되면 여자가 그 결혼을 받아들인다는 뜻이다. 여기에 남자의 손에 여자를 위한 다이아몬드가 있다면 그 기쁨은 배가 된다고 했다.

그럼, 여자의 마음을 안다는 건 무슨 뜻일까?

남자가 한 여자를 짝사랑하고 그녀에게 편지를 써서 매일 보냈다고 하자. 여자는 편지를 받게 되면서 과연 누가 보냈을까 상상하게 된다. 여자의 머릿속에 떠오르는 모든 남자를 생각하며 그 중에 여자가 호감을 가진 남자부터 확인 작업에 들어간다. 여자가 호감을 가졌던 남자들이 쓰는 게 아니라면 여자는 그 다음 단계로 자신에게 관심을 보인 남자들에게 확인 작업을 거친다. 물론, 이 작업도 여자가 단도직입적으로 물어보며 확인하는 게 아니다. 남자가 편지를 쓰는 인물인지 주변 인물 탐색에 들어가고 최종적으로 본인에게 확인을 거치며 목록에서 하나씩 삭제해 나간다.

실제 그런 슬픈 사연의 남자가 있다. 한 여자를 사랑해서 편지를 매일 보냈는데, 여자는 끝내 이 남자의 존재를 모르고 결혼을 했다. 이 남자는 상심에 젖어 그녀의 결혼식에 참석했는데 나중에 그 여자의 남편이 누군지 알고 깜짝 놀라게 된다. 그 여자는 자기에게 편지를 쓴 사람이 누구인지 찾았지만 알아내지 못했고 결국엔 그 편지를 매일 가져다준 우체부와 결혼한 것이다.

아내도 남편의 사랑을 확인하고 싶은 여자다.

그래서, 지금 아내가 남편을 보며 폭소를 터뜨린 이유는 너무 귀여운 남자의 모습을 보게 된 이유다. 평소에도 아내를 사랑하는 마음을 충분히 느끼게 해주는 남편이지만 모처럼 밖에 나와서 산책하며 만난 다른 사람들인데도 그들에게조차 아내 사랑을 느끼게 해주는 남편의 모습이 멋있기도 했다.

"남편 간이 콩알 만해지면 안 되니까 말해줄게."

아내가 웃음을 멈추고 남편을 바라봤다.

"간은 우리 몸에 들어온 독성을 해독하고 건강한 상태로 몸을 회복시켜주는 내 몸의 파수꾼 같은 기능을 담당해. 여러 가지 영양소를 흡수하고 몸에서 활용하기도 하지만 간에서만 만들어지는 단백질 성분으로 알부민이 있는데 이게 우리 몸의 혈장 안의 삼투압을 유지하고 여러 가지 효소를 운반하기도 해."

"간 기능 중에 혈액을 응고시켜주는 단백질도 있다고 하는 거 들은 적 있어."

"응, 간 기능이 낮아지면 혈액응고가 안 돼서 출혈이 이뤄지기도 하거든."

"간 옆에 붙은 작은 거, 쓸개는 어떻게 일하는 거야? 쓸개즙도 만들고 그래?"

아내는 남편을 바라보며 웃었다.

"아까 남편 말 생각나. 쓸개도 없는 남자라는 소리, 웃겼어."

"하하."

남편도 멋쩍은 웃음을 지었다.

"쓸개즙은 쓸개가 만드는 게 아니고, 간에서 만들어. 하루 1리터 정도 만드는데 쓸개에 저장했다가 사람이 식사를 하게 되면 내보내는데 장운동을 활발하게 하거나 지방을 소화하는데 도움이 되는 거야."

"쓸개에 붙었다가 간에 붙었다가 하는 말 있어. 줏대 없는 남자 가리켜서 하는 말."

"응, 간하고 쓸개는 서로 딱 붙어 있거든. 그만큼 가까운 사이인데 실은 두 개의 기관이니까. 그리고, 간에선 몸에 들어오는 나쁜 세균이나 바이러스를 잡아먹는 세포를 만드는 기능이 있어. 우리 몸을 지키는 보디가 드라고 할 수 있잖아."

"딱 이네."

"그러고 보면, 쓸개는 간을 보조하는 기능이야, 그치?"

"응. 그래서, 쓸개도 없는 놈이란 말이 그 사람을 낮춰 부르는 말이구나. 이해가 돼."

아내가 입가에 미소를 지었다. 아내는 안다. 남편은 자기가 알고 있는 이야기라도 아내가 하는 말이면 무조건 동의를 해주고 격려를 해준다는 것을 안다. 아내의 이야기를 듣는 내내 남편의 표정은 시시각각 변하는데 그 이유도 아내가 말하는 매순간 계속 아내의 기분을 배려하는 행동 중에 하나라는 걸 안다. 아내가 남편에게 자꾸 이야기하도록 해주는 남편의 마음이 고마운 아내였다.

"남편과 아내의 관계처럼 간과 쓸개의 사이를 이해하면 어떨까? 지방 분해를 하는데 도움 되는 쓸개즙은 간에서 만들고 쓸개는 이걸 보관했다가 내보내고."

남편이 아내의 어깨를 안쪽 팔로 감싸며 끌어당기듯 안았다.

"쓸개는 몸 안에 음식물이 들어오면 30분 이내에 십이지장을 통해 쓸개즙을 다 내보내고 써버려. 그러고도 쓸개즙이 필요하면 간에서 직접 쓸개즙이 나오는데, 간이랑 쓸개가 같이 있어서 좋은 점은, 간에서 만드는 쓸개즙을 쓸개가 농축해서 저장해준다는 점이야. 간에서 만들고 쓸개가 차곡차곡 쌓아서 저장해주는 기능이지."

"진짜 그러고 보면 남편과 아내라고 할 수도 있겠어? 남편은 열심히 일해서 돈을 벌어오고, 아내는 잘 모아서 저축했다가 필요한 곳에 잘 쓰고 말야. 맞지?"

"응. 우리 남편 말 맞아."

아내가 남편의 엉덩이를 왼손으로 톡톡 쳤다. 어린이가 칭찬받을 때 부모가 해주는 것처럼 아내는 지금 남편의 어리광을 받아주는 엄마였다.

"췌장은 우리 몸속에 깊은 안쪽에 있어서 건강검진을 할 때도 잘 드러나지 않는다고 들었어."

"응. 췌장은 간, 쓸개, 위, 십이지장 사이에 있는데 크기는 약 10~20cm 정도 되는 기관이야. 십이지장을 통해서 췌장액을 분비하는데 십이지장에 들어가면 소화효소 기능을 수행하게 돼. 인슐린을 분비하면서 혈당을 조절하는 역할도 있고."

"그럼, 평소에 간을 건강하게 하는 습관은 어떤 게 있을까? 췌장이나 쓸개도 건강하게 하고 싶은데."

아내는 남편의 얼굴을 쳐다봤다.

"지방이나 육류 위주의 식습관을 줄여야 해. 과도한 음주도 안 되고. 식사도 안 하면서 술을 마시는 건 간이나 췌장에 치명적인 손상을 줄 수 있어."

"그렇구나. 음식물이 위에 다 차지 않도록 적당량으로 소식하고, 음주나 흡연 하지 말아야 하는데 지금은 음주를 하더라도 줄이려는 노력을 하면서 실제 줄여야 하고, 걷기운동 같은 꾸준한 운동습관을 가져야 하는 거네."

"응. 스트레스 받지 말고. 수면부족하면 안 되고. 잠을 충분히 자야하고."

남편은 갑자기 말이 없었다. 아내랑 같이 걷는 남편은 밤하늘을 쳐다보는 듯 했다. 밤하늘에 별이 반짝 빛나며 아내와 남편의 눈에 들어왔다. 아내가 왼팔을 뻗어 남편의 허리를 감았다.

"아버님 생각하는구나?"

"웅. 일 하시느라고 식사도 제 때 안 하시고, 야근을 많이 하시느라 잠도 제대로 못 주무시고, 식사를 한 번에 몰아서 하시다 보니까 꼭 음주를 같이 하셨거든. 지금 생각해보면 췌장이나 간이 안 나빠질래야 안 나빠질 수 없는 생활을 하신 거 같아서. 마음이 짠하네."

"웅. 그래도 지금은 편하게 계시니까. 항상 남편 생각하시면서 행복하게 계실 거야. 그러니까, 남편도 아버님이 마음 안 아프게 건강 지키면서 행복하게 잘 살아야 하는 거야. 돈을 잃으면 조금 잃은 거지만 건강을 잃으면 진짜 모든 걸 다 잃은 거라잖아? 그 말이 맞아."

"그럼, 이렇게 내 옆엔 사랑하는 아내님이 계시는데. 아버지도 하늘나라에서 대견하게 보고 계실 거야."

아내는 남편과 함께 걸으며 남편의 허리를 감싼 팔에 힘을 더 줬다. 밤공기가 약간 서늘한 기운이 있자 남편이 자신의 허리를 감싼 아내의 팔을 주물러주며 아내의 손을 자신의 손으로 감쌌다.

"근데, 이 말 '아내님' 좋은 거 같아. '아, 내님'도 되고, '아내 님'도 되잖아. '남편의 안에 있는 님'이란 뜻? 내 생각엔 마누라, 여보, 이봐, 누구 엄마 뭐 이런 표현보다도 훨씬 사랑스럽고 좋은데, 아내는 어때?"

"좋지. 당연히."

남편과 아내는 그렇게 서로의 사랑을 확인하며 산책길을 걸었다. 아내가 막 생각난 게 있는 듯 이야기를 다시 꺼냈다.

순환계 질환

순환계질환이란 심장 혈관계의 질환을 말한다. 동맥경화증이 대표적이며 혈전증이나 같은 질환도 포함하는데 일반적으로 순환계 질환이란 심장 혈관의 75% 이상 막혔을 때 나타나는 질환을 말하며 심장마비 등의 증상이 나타난다.

순환계 질환은 곧 심장질환과 연관성이 깊은데 심근경색증, 협심증, 심인성급사 등이 심장 질환의 종류에 속하며 고혈압과 흡연, 당뇨, 콜레스테롤 과다섭취가 원인이 되는 경우가 많다.

지난 10년 간 우리나라에 많이 발생한 순환계 질환으로는 관상동맥질환이 있는데, 심혈관이 막히는 증상으로 그 원인은 심근경색 등이 있다. 그래서, 각급 학교에서는 심폐 소생술을 지도하고 응급환자 발생시에 필요한 조처법을 배우도록 하고 잇는데, 지하철 같은 공공 장소에는 자동재세동기를 구비하도록 하여 관상동맥질환 환자에게 응급처치할 수 있도록 하고 있다.

췌장이나 십이지장, 간, 쓸개의 질환들은 대표적인 발병 원인이 고령이거나 흡연, 비만, 과도한 음주 때문에 생기는 경우가 많다.

췌장질환에는 췌장암, 췌장염 등이 있으며 알코올과 담석이 원인이 되어 급성 췌장염이 발병하는 경우가 잦다. 십이지장 질환에는 대표적으로 십이지장궤양이 있는데 흡연, 커피, 알코올 등의 과다섭취와 식사를 급하게 하거나 과식을 할 경우 위산이 과다 분비되어 발생하기도 한다.

간 질환은 바이러스성 간염, 지방간, 알코올성 간질환, 간경변증, 간암 등이 있으며 몸무게가 많이 나가거나 과음 음주, 당뇨병 등과 연관이 깊다. 간경병증이란 정상적인 간 세포들이 죽어서 정상 부위가 줄어들면서 생기는 질환으로 일반적으로 간경화라고 부른다. 쓸개 질환은 담낭염, 담관염, 담낭암 등이 있다.

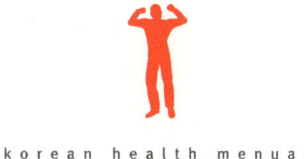

소장 :
장이 꼬였다는데, 급성장염인가요?

"**췌**장액도 나오는 십이지장을 지나면 작은창자야."

"소장?"

"응, 작을 소(小), 창자 장(腸)을 사용해서 소장이라고 부르는데, 사람들이 '장이 꼬였데'라고 하는 부분이 여기일 가능성이 많은 곳이야."

"장이 꼬인다?"

"응."

남편은 얼마 전 회사에서 119를 불렀던 일이 기억났다. 점심식사를 마치고 회사 앞 휴식공간에서 직원들과 이야기를 나누는데, 멀쩡하게 옆에 서 있던 남자 직원 한 명이 갑자기 배를 쓰다듬으며 복통이 있는 듯 인상을 찌푸리더니 결국 참지 못하고 바닥에 털썩 주저앉은 일이었다. 그 모습을 본 동료 직원들이 119를 불렀고, 병원에 실려간 그 남자직원은 얼마 지나서 다시 회사에 오며 '장이 꼬였데'라는 말을 했다.

"장이 막 서로 엉키고 그러는 거야?"

"아, 꼭 그런 것만은 아냐. 장의 겉 부분인 장막이 꼬이거나 땡기는 경우에도 통증이 생기는 거고, 장은 통증을 잘 못 느끼는 부분이야. 생각해볼까? 몸에 약간 작은 옷을 입으면 어때? 막 옷이 터질듯하게 실밥이 다 드러나고 그러지? 같은 이치야. 장이 갑자기 팽창을 하게 되면 그 겉을 둘러싸고 있는 장막도 팽창하게 되는데 이러면서 장막에 통증이 생기거든. 그걸 말할 때가 많아."

남편이 자기 배에 손바닥을 대고 시계방향으로 원을 그리듯 쓰다듬었다.

"변비가 심해도 장이 꼬일까? 아니, 장이 꼬이는 것처럼 아플까?"

"변비가 생기면 진짜 안 좋아. 며칠 째 변을 못 보던 사람이 있었는데 결국 장이 터질 듯 부풀어 오른 거야. 몸 밖으로 나와야할 변이 나오지 못하고 장 안에 쌓이게 돼서 장을 팽창시켰고, 이러면서 장막에 통증이 생긴 거였거든."

"진짜 아팠겠다."

"응. 그때 주위에 있는 사람들은 갑자기 옆 사람이 배를 잡고 아프다고 하니까 큰일 났다고 생각하고 119를 불렀어. 그런데, 병원에 가서 엑스레이를 촬영 해봤더니 장 안에 변이 가득 차 있던 거야. 지독한 변비였던 거지."

"어떻게 했어? 그 사람 그럼 화장실 갔어?"

아내가 남편을 바라보며 웃었다.

"약간 황당한 이야기인데, 그 사람이 막 아프다고 해서 병원에 데려갔는데 응급실에 들어가는 순간 또 안 아프다고 그런 거야. 진짜 이상하잖아? 그래서, 의사랑 상의해서 엑스레이를 촬영했던 거지. 나중에 변 때문이란 걸 알고 의사가 처방해준 게."

"처방해준 게?"

"관장약이었어. 변비를 쌓아두지 말고 그때그때 해결하란 소리지. 약간 창피하기도 했을 거야. 그 사람이 남자가 아니라 여자였거든."

"세상에."

남편이 아내를 보고 웃었다.

"난 변비 없어. 이거 봐. 배에서 통통 소리 나잖아?"

"응. 근데 요즘 젊은 여성 중에는 변비 걸린 사람 많아. 식습관이 기름진 음식이나 가공식품을 많이 먹다보니까 아무래도 소화기관에 지장을 주게 되고 그게 장에 쌓이는 경우가 생겼거든. 밀가루 음식이나 가공식품, 과자 같은 거 많이 먹으면 안 좋은데 사람들이 입맛만 따지고 몸을 생각하지 않아서 그런 병들이 생겨."

아내랑 남편이 걸으면서 남편은 번번이 허리를 숙이거나 산책로에서 아내랑 같이 걷다가 한 걸음 정도 떨어진 곳을 걷기도 했다. 남편이 아내 곁에서 떨어져 걸어야 할 때면 남편이 아내랑 맞잡은 손에 힘을 빼서 느슨하게 한 다음 잠시 후에 다시 손을 꽉 잡으며 아내 곁으로 다가 섰다. 산책로에 흐드러지게 피어 있는 꽃들 덕분이었다.

"작은창자, 소장은 6m 정도 되는 길이야. 굵기는 3cm보다 굵거나 얇은 정도인데 소장과 연결된 대장의 경우 길이가 1.5m 정도 되면서 굵기는 8cm가 약간 안 돼."

"작은창자랑 큰창자의 차이가 길이가 아니라 굵기였네?"

"응. 소화를 하고 영양소를 흡수하는데 작은창자에서 대부분을 흡수하고 큰창자에선 약 10% 정도만 흡수를 하고 있어. 아주 중요한 소화기관이야."

아내 이야기를 듣던 남편이 아내를 바라보며 오던 길을 반대로 거꾸로 가자며 손을 잡아 이끌었다.

"왜?"

"나 화장실. 식사 후에 걸었더니 장운동이 된 건 가봐. 화장실 갈래."

"여기 공원에 화장실 있어."

"아냐, 나 이런데서 잘 못 해. 집에 가서 편하게 보고 싶어."

"알았어. 집에 가자."

"나 좀 빨리 걸을게."

아내는 남편의 손을 다시 부여잡고 집 쪽으로 걷기 시작했다. 남편은 엉덩이에 힘을 쥔 자세로 걸음걸이 넓이를 크게 벌리지 않으며 걸음을 빨리 걸었다. 평소보다 약간 빠른 걸음으로 걷는 남편을 바라보며 얼굴에 웃음꽃이 핀 아내가 집 쪽으로 걸어가는 남편의 뒷모습을 보며 말했다.

"남편, 소장에 좋은 음식은 고구마나 보리도 좋고, 콩이나 포도 같은 게 도움이 되는 거야."

소변과 대변

소변은 물일까? 아니다. 소변은 음식물을 섭취하고 소화하는 과정에서 생기는 여러 노폐물의 용액이다. 소변은 몸에 흡수하고 남은 음식물 노폐물 용액이며 방광에 저장했다가 몸 밖으로 배출된다. 물론, 소변은 물을 함유하고 있다. 물 외에도 요소, 요산, 아미노산, 무기질 염류 등이 있는데 소변은 우리 몸의 수분을 조절하고 삼투압을 조절한다.

그럼, 사람은 하루에 어느 정도의 소변을 배출할까? 성인 남자의 경우 약 2리터 정도까지 배출하는데 이 안에 요소의 농도는 약 30그람 정도가 된다. 이처럼 소변 속에 각종 노폐물의 양을 측정해서 건강검진을 할 수 있는데 쓸개에서 인슐린 분비가 부족해지고 혈당이 많아지면 신장에서 흡수되는 혈당이 줄어들고, 결국 소변에 혈당이 많아지게 되는데 이런 증세는 당뇨라고 한다.

그럼, 우리가 흔히 생각하는 것처럼 건강한 사람의 소변은 맑고, 그렇지 않은 사람의 소변은 흐릴까? 아니다. 소변은 처음엔 맑더라도 공기 중에 그대로 두면 산소랑 만나게 되면서 점점 흐려지는 게 정상이며 채식을 많이 하는 사람들도 소변이 처음에 배출할 때부터 흐릴 수 있다.

대변은 우리 몸에서 소화흡수 되지 않은 음식물 찌꺼기를 위주로 몸속의 미생물이나 소화효소 등을 포함한다. 성인의 경우 하루에 200그람 정도를 배출하는데, 흔히 생각하는 것처럼 몸이 건강한 상태이면 변이 누런색을 띤다고 하는 건 아니다. 사람의 변은 먹는 음식에 따라 변의 색깔이 달라지는데 육식을 많이 하면 어두운 갈색 변이 나오고 냄새도 강해지며, 철분제를 복용하는 사람의 경우엔 검은색 변을 배출하는 경우도 생기며, 약물 복용 상태나 식물성 음식을 즐길 경우에도 변의 색깔이 다르다.

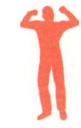

대장 :
너무 과묵한 우리 대장

"어 휴, 시원하다. 간신히 참았네. 힘들었어."

남편이 화장실에서 나올 때쯤 아내가 현관문을 열고 집 안으로 들어섰다. 남편의 얼굴을 본 아내가 웃으며 말했다.

"시원해?"

"응."

"남편 걸음 진짜 빠르더라?"

"하하. 그냥 그래. 창피하다. 그만 말하기."

"왜? 건강하다는 증거인데 괜찮아."

"그래도, 난 아내에게 방구를 트는 것도 꺼리는데, 우리 생리현상은 그래도 모른 척 해주자."

남편은 아내와 아직 방구를 안 텄다. 아내 역시 그러고 보니 매일 아침 남편보다 일찍 일어나서 세안을 하고 메이크업까지 한 상태로 아침식사를 차리곤 했다. 아내와 남편은 서로 상대방에 대해 자기가 소중히 여기는 부분을 지키고 있는 중이었다. 부부라서 뭘 해도 괜찮은 게 아니라 연애하던 시절에 가진 마음과 행동을 그대로 유지하며 결혼생활을 하는 셈이었다.

"그럼, 이제 대장만 남은 건가? 묘하게 시기가 딱 맞네."

"응. 대장에서는 음식물 찌꺼기를 보관하고 있다가 몸 밖으로 내보내는 게 일이야. 식도부터 내려온 음식물 중에서 소화가 덜 되어 아직 남아 있는 영양소를 흡수하기도 하는데 비타민이나 물 같은 걸 흡수해."

"음식물 찌꺼기? 대장은 우리 몸의 쓰레기봉투 같은 거야, 그럼?"

"소화가 안 된 음식물 찌꺼기가 대장에 내려오면 10시간에서 24시간 정도 머물게 되니까 단순히 찌꺼기가 머문다고만 생각하면 쓰레기봉투라고도 볼 수 있겠어. 하지만 대장에는 대장균이란 게 있는데 남은 음식물 찌꺼기 중에서 골라서 우리 몸에 필요한 물질로 바꿔주곤 해."

"신기하네. 대장균이란 세균이 우리 몸에 좋은 역할을 하는 거야?"

"가령, 음식물을 소화하고 영양소를 흡수하더라도 모든 영양소를 흡수하진 못하잖아. 모든 영양소를 골고루 챙겨먹는다는 게 거의 불가능해서. 그럼, 그 중에서도 비타민 B5, 바이오틴, 비타민 K 같은 건 음식물에서 챙기지 않아도 대장균들이 우리 몸에 만들어준다는 거야. 불필요한 찌꺼기에서 우리 몸에 필요한 영양소를 만들어두는 셈이야. 그런 거 보면 우리 몸은 진짜 아직도 풀어야할 수수께끼가 많은 신비한 우주 같은 존재라고 생각해."

꼬르륵.

남편의 배에서 소리가 들렸다. 아내가 남편을 보며 눈을 동그랗게 떴다.

"남편 배고파?"

"아니, 그냥 속이 편한 상태인데, 배에서 꼬르륵 소리가 나네?"

"건강하네. 그 증거야."

"건강하다는 증거야? 배고파서 그런 거 아니고?"

"응. 대장에 모인 음식물 찌꺼기들이 변으로 변하면서 굳어 가는데, 그 사이에 공기가 빠져나오면서 생기는 소리거든. 그 소리가 크다는 건 대장이 비어있다는 뜻이니까 배가 고프다는 걸로 이해가 되는데, 사실 대장 속에서는 대장운동 덕분에 항상 소리가 나는 게 정상이야."

하품.

남편이 잠이 오는 모양이었다. 식사를 맛있게 하고 아내와 함께 저녁 산책을 다녀온 남편은 며칠 동안 묵은 숙변까지 해결한 덕분인지 연신 하품을 해댔다. 집에 와서 잠옷으로 갈아입은 아내는 주방에 설거지 후에 쌓아뒀던 그릇을 찬장에 넣고 다시 안방으로 향했다.

"안 주무세요?"

남편도 소파에서 일어서서 아내에게 걸어갔다.

"자야지. 오늘 진짜 개운한 거 같아. 우리 매일 저녁에 이렇게 걸을까?"

"좋지요. 남편이랑 함께 데이트하는데 누가 싫어하겠어요?"

"저도 좋지요, 사랑하는 아내님이랑 데이트하는데 왜 싫겠어요?"

아내가 웃었다. 남편 손을 붙잡고 안방에 들어선 아내는 먼저 침대 위로 올라가서 누웠다. 남편도 안방 장롱에서 잠옷을 꺼내 갈아입은 후 아내 옆에 누웠다.

"아내님이랑 대장 이야기를 하다 보니까 생각난 건데."

"응."

베개를 포개서 침대 등받이 앞에 모아두고 침대 등받이에 등을 기댄 남편의 팔을 베고 누운 아내가 대답했다. 아내는 눈을 감은 상태로 잠을 청하는 중이었다.

"남편이 대학 졸업하고 취업 준비하면서 진짜 힘들었거든. 스트레스 장난 아니고, 사람들 만나기도 싫어지게 되고 이 세상에 나 혼자 외톨이가 된 거 같은 기분이었어."

"그래? 평소에도 항상 유쾌한 남편을 보면 그런 사람 같아보이진 않았어."

"겉으론 활발하지만 속으로 고민이 많은, 그걸 가면우울증이라고 하던가? 아무튼 그래."

"힘들었겠어."

아내가 남편의 배에 팔을 올리고 가볍게 토닥거렸다. 마치 아이의 엄마가 아이의 이야기를 듣고 감싸주는 표시와 같았다. 아내와 남편은 사회생활을 하다가 만나게 된 동갑내기 커플이었지만 때로 남편은 아내의 아빠가 되고, 아내는 남편의 엄마가 되었다.

"그때 의사 말로 과민성대장증후군이래. 난 그 이야기 듣고 엉뚱한 생

310

각 했어. 내가 대장이 될 팔자니까 병도 이런 거 걸리는구나. 난 역시 될 사람이구나."

"잦은 설사도 있고 배도 부풀어 오르고 아프고 그랬어?"

"응. 트림도 자주 나고, 방귀도 자주 나오고, 불면증에 시달리고 했어. 솔직히 병원에 가기 전까지 얼마나 걱정했는지 몰라. 이거 큰 병이면 어떻게 하지? 라는 걱정에 부모님 뵐 면목도 없어지고 취업은 못 하고 있는 상황에서 큰돈 들어가는 거 아닌가 혼자 또 스트레스 받아가며 고민한 거야. 병이 병을 또 만들더라."

"병원에 갔더니 의사가 뭐래? 혹시 환자님은 몸속에 죽을병이 없습니다. 이러지 않아?"

"맞아, 그랬어. 아내님 어떻게 알았어?"

"응, 그게 그런 병이야. 대장 상태를 봐도 멀쩡하고 아무 이상 소견이 없는데 환자는 증상을 호소하는 거. 주로 스트레스나 감정적인 이유 때문에 생기는 병이야. 증세가 없으니까 치료해야할 약이 없고, 의사가 환자에게 말을 해주는 게 전부야."

"그렇구나."

남편은 등에 대고 있던 베개들을 빼서 머리에 베고 누웠다. 아내가 남편의 가슴에 머리를 대고 누워 더욱 바싹 붙었다. 침대 옆 전등도 껐다. 방금 전까지 남편이 들고 있던 책은 다시 전등 옆에 놓았다.

안방 창문 밖으로 서울 시내 야경이 보였다. 하루 종일 사람들이 바쁘게 오갔던 서울 시내는 어느 새 짙은 어둠이 내렸고, 군데군데 피어나던 전등이 밤을 다시 낮으로 바꿔놓은 뒤였다. 하지만 온 밤을 지새울 것 같던 전등 불빛들도 시간이 자정을 넘어가게 되면 하나둘 사라지고 서울 시내는 온통 어둠으로 뒤덮이곤 했다.

그때 마침 서울 밤거리를 가로지르는 구급차 소리가 들렸다. 그리고, 구급차가 향한 목적지는 도움이 필요한 사람들이 있는 곳으로 빠르게 달려갔다. 구급차 소리에 설잠을 깬 아내가 남편을 더욱 끌어안았다.

"과민성대장증후군이란 질환이 뚜렷한 증세가 없으니까 증후군이라고 이름 붙인 건데, 그렇다고 해도 병원에 가서 의사 검진은 꼭 받아야 해. 한 1년도 안 돼서 체중이 줄거나 배도 아프고 설사도 하는데 열까지 약간 있다면 빨리 병원에 가야해. 대장염이나 종양 같은 게 나올 수도 있고 노인들에게 이런 증상이 지속 된다면 대장암이 될 수도 있거든."

늦은 밤.

서울 밤하늘엔 하늘을 가득 메우며 빛을 내는 별들이 하나 둘 모습을 드러내기 시작했다. 저 별빛은 오늘 밤하늘에 나타나 빛을 내기 위해 지난 수천 년, 수억 년의 거리를 날아왔을 터였다.

아주 오래 전 그 빛을 보낸 별은 우주 속에서 이미 사라졌을지라도 그동안 헤아릴 수 없는 거리를 가로질러 빛이 날아오는 동안 주위엔 많은 별들이 또 다른 빛을 갖게 했다. 별에서 바라본 별빛이 그 별에 사는 사람들에게는 꿈이 되고 소망이 되듯이 말이다.

사랑이란 가장 좋은 치료제

사랑하는 사람에겐 호르몬 분비가 왕성하게 된다. 우연히 누군가를 만났는데 심장이 떨리는 걸 느꼈는가? 서로 첫 인상을 보고 호감을 느낄 때 나오는 호르몬 작용이 시작됐다. 그리고 사랑의 여신이 큐피트 화살을 당겨 사랑이 연결된 이후에도 사랑을 시작할 때, 헤어지기 싫을 때 호르몬이 분비되며, 가정을 이루고 행복한 미래를 설계할 때가 된 당신에게는 서로에 대한 마음의 안정감을 가지면서 호르몬이 또 나온다.

사랑하는 사람들의 호르몬을 알아보면 가장 처음엔 '도파민'이 분비된다. 상대에 대한 호기심과 궁금증이 생기고 머릿속에서 떠나지 않는다. 그 다음에 오는 단계로 사랑에 빠졌을 때다. 이때는 페닐에틸아민이 생긴다. 어떤 일도 손에 안 잡히고 세상 모든 일이 그 두 사람만을 중심으로 돌아간다는 생각을 가질 때다.

호감을 갖는 단계를 넘어 사랑을 시작하는 연인이 되면 상대에 대한 스킨십을 갈망하게 되고 이때 나오는 호르몬은 '테스토스테론'과 '에스트로겐'이다. 테스토스테론은 남성다움을 강조하게 하고, 에스트로겐은 여성스러움을 강조한다.

그럼, 1개 월만에 헤어지는 사람과 10년이 넘도록 장기 연애를 하는 사람은 무슨 차이일까? 그건 호르몬의 차이이며 호르몬의 불균형에서 비롯되는 사랑의 유효기간의 차이다. 사랑에 쉽게 빠지는 사람은 페닐에틸아민이 분비되는데 문제는 이 호르몬의 유효기간이 3개월 정도라는 데 있다. 열정적으로 사랑에 빠져도 3개월 만에 사랑이 식는 사람이 있다면 그 사람은 페닐에틸아민 호르몬의 작용을 과하게 받는 사람이다.

그럼, 장기 연애를 이루는 사람들은 어떨까? 이들은 도파민 호르몬의 영향을 많이 받는 사람들이다. 만족감과 자신감을 주어 상대에 대한 믿음과 신뢰를 유지시켜주며 오래 도록 사랑을 유지해준다.

결혼을 이야기는 단계에 접어들면 호르몬이 또 달라진다. 페닐에틸아민 호르몬이 나온 다음엔 사람들의 관계를 더욱 가깝게 해주는 호르몬이 분비되는데 '옥시토신'과 '바소프레신'이다. 자고 싶고 같이 있고 싶은 단계에서 나오는 호르몬으로써 안정감을 갖게 해주는 '엔돌핀'을 포함해서 사랑의 완성을 알려주는 3대 호르몬이라고 부를 수 있다. 바소프레신은 상대를 배려하게 해주고, 옥시토신은 친밀감을 갖게 해준다.

사랑의 유효기간은 약 2년 정도로 알려져 있는데, 이는 어디까지나 이론상 이야기일 뿐, 100년 천년이 넘는 영원한 사랑을 이어가는 사람들도 많다는 걸 기억하자. 사랑하는 사람은 아프지 않다.

단, 사랑의 시작이 호르몬 때문이란 값싼 평가는 하지 않도록 하자. 사랑과 호르몬 중에 어느 게 먼저인지 묻는다면 단연코 사랑이 먼저다. 사랑할 감정도 없는데 호르몬 분비 때문에 사랑하게 되는 사람은 없다. 자기에게 꼭 맞는 이성이 나타나고 그가 심장에 들어오기 시작하면서 비로소 호르몬이 분비된다는 게 사실이다.

병을 예방하는 습관,
내 몸을 살리는 주치의

■ **이 글을 읽는 당신도 병에 걸릴 수 있다.**

병은 누구에게나 찾아온다. 마치 오래 전 친구처럼 반가운 병은 없고, 세상의 모든 병은 사람이 알지 못하는 사이에 불현 듯 찾아와서 깊은 상처를 남기고 때로는 슬픔을 만들기만 한다. 감기몸살에 시달려본 사람은 건강의 소중함을 깨닫지만 건강한 사람은 감기몸살 그 정도가 무슨 병이라며 정신력으로 버틸 수 있다고 주장하기도 한다. 이처럼 건강하다는 것과 아프다는 건 사람의 생각도 바꾸고 다른 사람에 대한 평가도 만들어내며 그 파괴력이 세다.

■ **병에 안 걸리는 사람이 있을까?**

병에 안 걸리는 사람은 없다. 누구나 이 세상에 태어나듯이 살아가면서 반

315

드시 병에 한 번은 걸린다. 그 병은 우리 몸에서 생기는 병일 수도 있고 외부의 사고에 의해 생기는 후천적인 원인 때문일 수도 있다. 병이란 건 그래서 누구에게나 공평한 면도 있다. 지금 당장은 아니더라도 모든 사람에게 언젠간 빠지지 않고 찾아가는 약속된 병이기도 하다. 그래서, 단 한 번도 병에 안 걸리는 사람은 없다.

■ 세상의 병은 어디서 오는 걸까?

병은 가족에게서 온다. 유전적인 병이 있다는 말은 사촌 이내의 가족관계에서 4대에 걸쳐 똑같은 질환의 환자가 2명 이상 있을 때 가족력이라고 부른다. 유전자가 같은 사람에게서 이어지는 유전병은 대부분 난치성 희귀질환인데, 이와 다르게 식습관이 같거나 환경적 요인이 같아서 생기는 병은 예방만 잘하면 피해갈 수도 있는 가족의 병이다.

부모가 야식을 즐기고 아침에 늦게 일어나는 생활을 즐긴다면 그 자녀들 역시 부모의 병을 이어받을 위험성이 존재한다. 부부 사이에 서로 얼굴을 마주 보고 식사를 같이 하고 잠을 같이 자며 생활환경을 같은 곳에서 지내다 보면 체형과 생김새 역시 서로 닮아간다. 닮은 사람이 만난 게 아니라 살아가다 보니 닮은꼴이 된 경우다. 겉모습이 닮다 보면 걸리는 병도 닮는다.

■ 병은 예방하는 게 최선이다.

병이 오더라도 머물지 않게 해고 무조건 지나가게 하자. 어떤 병이라도 내게 다가오지 못 하게 물리치는 생활을 실천하자. 가벼운 병이라고 무시했다간 톡톡한 대가를 치르게 된다. 감기는 누구나 걸릴 수 있는 흔하디흔한 병이지만, 일단 감기에 걸리면 호흡이 곤란할 정도로 콧물이 나오고, 허리가 아플 정도로 기침을 하게 된다. 기침과 콧물을 넘어 감기가 더 심하게 진행되면 온몸에 열이 나고 결국 병원 신세를 지고 입원을 할 경우도 생긴다. 평소에 건강을 챙기지 않은 사람이라면 가벼운 감기가 아니라 무서운 독감이 되어 폐렴은 물론 중이염까지 걸리게 되는 복잡한 감기가 된다.

■ 담배는 무조건 금지

담배는 모든 병의 시작이다. 어른이 돼서 멋있다고 필 것도 아니고 스트레스가 풀린다며 착각할 것도 아니다. 담배는 내 몸속의 모든 장기들에게 피해를 끼치며 주위 사람들에게도 건강상 피해를 준다. 비흡연자일지라도 간접흡연만으로 폐암 발생 위험이 30%가 증가한다. 담배는 변명이 통하지 않는, 반드시 피해야할 대상이다. 담배가 곧 병이다.

■ 식습관이 중요하다.

소금기가 있는 음식은 피한다. 짠 음식은 우리 몸속에서 각종 효소의 활동에 영향을 끼친다. 싱겁게 먹는 습관을 들이도록 하고, 고기류는 삶아서 먹는 게 가장 좋다. 기름에 굽거나 불에 탄 음식은 피한다. 음식이 불에 타게 되면 발암물질이 생긴다. 육식과 야채, 과일을 골고루 균형을 맞춰서 식사하도록 하고 한쪽으로 편중된 식사를 하지 않도록 한다.

음주는 3일에 한 번으로 적당량을 마시되 오늘 음주를 했다면 간이 회복할 시간을 두고 3일 뒤에 다시 음주하도록 한다. 혼자 마시지 않도록 하고 공복 상태가 길어지면 음주를 하고 싶은 욕구가 생기게 되므로 아침, 점심, 저녁 각 때에 맞춰 식사를 하도록 한다.

■ 규칙적인 운동 꾸준히 하기

하루에 1시간 정도 걷기 운동을 한다. 일주일에 5회 이상 꾸준히 한다. 규칙적인 운동습관은 각종 질환을 예방하는 신체 면역력을 기르는데 도움이 된다. 꾸준한 운동은 정상 체중을 유지하는데 도움이 되며 비만을 억제하므로 모든 병에 원인이 될 수 있는 혈관질환을 예방하는데 도움이 된다.

■ 안전한 성생활을 한다

아내와 남편 사이에 안전한 부부생활을 하도록 한다. 남편이 여러 상대와 무분별한 성생활을 할 경우, 사랑하는 아내에게 자궁경부암이 생기게 되는 위험이 되며 각종 간염이 생기게 하고 암의 원인이 되는 세균 감염을 일으킨다.

■ 병을 예방하는 생활습관 갖기

심장병과 고혈압, 당뇨병, 비만, 빈혈, 골다공증, 우울증 등은 가족력에 의해 발생 가능한 병들이다. 현대사회에서 스트레스를 받는 사람들이 증가하고, 바쁜 생활 속에서 가공식품 섭취가 늘어나며 각종 전자제품과 스마트폰, 인터넷에 시달리며 잠시도 쉴 틈이 없는 현대인들에게는 가족력에 의해 생기는 질환들이 많다.

건강한 삶을 이어가는데 가장 효과가 큰 힘은 가족에게서 생긴다. 식사를 같이 하고 대화를 서로 나누는 시간을 늘리며 규칙적으로 운동하는 습관을 가족이 함께 한다면 세상의 무서운 병이란 없다. 대화를 나누면서 가족의 스트레스가 스스로 사라지고, 회사에서나 학교에서 시달리는 업무와 공부에 과로를 하지 않게 된다. 격려와 응원, 용기를 주는 가족들이 있는 덕분이다.

이 책은 한국인이 가진 장점인 '가족의 힘'으로 건강을 지키는 [한국인 내 몸 사용설명서]이다.

고령화 시대 내 몸의 유효기간을 늘리는 방법

한국인, 내 몸 사용설명서

초판 1쇄 인쇄 2013년 6월 15일
초판 1쇄 발행 2013년 6월 20일

지은이 이영호
펴낸이 방은순
펴낸곳 도서출판 프로방스
디자인 Woojin(宇珍)
마케팅 최관호

주소 경기도 고양시 일산동구 백석2동 1330번지 브라운스톤일산 102동 913호
전화 (031) 925-5366~7
팩스 (031) 925-5368
e-mail provence70@naver.com
등록번호 제313-제10-1975호
등록 2009년 6월 9일

ISBN 978-89-89239-81-9 03510

값 14,500원

* 파본은 구입처나 본사에서 교환해 드립니다.